Annalisa Fasti

40 SETTIMANE

40 SETTIMANE

Ai miei figli Mattia e Nicolò,
fonti inesauribili di vita,
di domande improbabili,
di corse continue,
di caos perenne.
Vi amo!
Annalisa

1

Dicevano che sarebbe stato stupendo, che avrei ricordato passo passo tutto perché il percorso naturale che fa il nostro corpo quando aspettiamo un bimbo è tutto una connessione con il pianeta, gli astri, i colori e lui… il piccolino/a. Solo che nel mio caso non avevano ben chiaro che nel pacchetto connessione c'erano i Santi che pronunciavo in perfetto ordine alfabetico ogni volta che mi partiva un'acidità di stomaco talmente potente da incenerire un bosco intero.

"tesoro non ti preoccupare, dicono che l'acidità è dovuta ai capelli del bimbo che stanno crescendo!". Mi nascerà rasta probabilmente e più di qualcuno si farà qualche domanda, compresa io.

"Scusatemi, avete un bagno forse?"

C'ero stata poco fa ma è una cosa incredibile. Sto facendo da giorni la piantina mentale di tutti i bagni decenti del centro città. Mi intrufolo negli uffici comunali, o nei centri civici facendo finta di cercare la stanza 18 per poi sgattaiolare nei bagni. Ricordate che in tutti i posti c'è una stanza 18!

"Ho fame! cosa posso mangiare?!" Non so se ho più voglia di un pezzo di pizza o di una fetta di torta al cioccolato con sopra una montagna di panna. Non faremo mica in modo che la creatura nasca con una voglia di pizza o di cioccolato? Compro tutto che poi con calma (neanche tanta) divorerò a casa mentre per l'ennesima volta guarderò Dirty Dancing e piangerò con una disperazione assoluta perché qualcuno ha pensato di mettere Baby in un angolo, schifosi perbenisti dei miei stivali. Mentre mi asciugo le lacrime e divoro una cucchiaiata di torta mi accorgo che forse ho un piccolo problema nella gestione delle emozioni. Passo da una crisi di pianto strappacuore a odio feroce se qualcuno prova ad avvicinarsi al mio dolce.

"Sono gli ormoni cara, non preoccuparti che poi torna tutto a posto." Ma io non sono preoccupata per niente. Mi piace questa condizione dove posso ridere con le lacrime senza dare spiegazioni perché la mia pancia parla per me.

"Mi raccomando, occhio al peso!"

Al peso di chi? Il mio oramai è andato. Se salgo sulla bilancia non mi vedo neanche i piedi t'immagini se vedo i numeri, poi ora che ci penso non sono io, dicono che lui/lei dentro di me sta crescendo molto, quindi sti chili sono i suoi mica i miei. Giusto? Oddio, speriamo funzioni così….

"Corso di yoga preparatorio per entrare in equilibrio con il nostro spazio, il nostro essere e il piccolo che portiamo dentro"

"Prendiamo il tappeto e sediamoci a terra con le gambe leggermente divaricate, respiriamo ed ora pensate ad un colore. I colori nello yoga aprono i chakra."

"Io vedo rosso"

"Sicura rosso?"

"Sì, vedo rosso perché?"

"Rosso è un colore molto potente. È associato al dolore e alla crudeltà, al sangue ma anche alle emozioni forti come la passione e l'audacia. Hai aperto il primo chakra"

Ammazza…. Io avevo solo pensato al mio trancio di pizza pomodoro e mozzarella preferito.

"Mi scusi maestra, come ci si alza da sto tappetino ora?"

Mettetevi a gatto, poi su un ginocchio, poi l'altro ed è fatta!

"Miao, io sono ancora nella posizione iniziale, se aprite la porta e rotolo fino vicino alle scale e poi mi alzo da lì va bene uguale? E chi si alza sennò?"

Chakra uno aperto, direi che ho dato il massimo e vista la mia circonferenza e il baricentro probabilmente rimasto a casa per ora l'esperienza yoga la concludo miagolando allegramente.

2

Sono a casa davanti allo specchio. Mi sto guardando e non mi riconosco. Sì, quella riflessa sono io, o meglio sono due io. Ho trent'anni e quindi nel pieno del casino, ad un passo tra ragazza e donna. Mi sa che veramente quel passo dovrebbe essere superato da un po' ma io ho una gran fortuna, sono una persona allegra e questo mio modo di affrontare la vita mi fa vedere spesso le cose in modo ottimista ergo, mi vedo sempre ragazzina anche se non ho più quel bellissimo numero davanti, venti, senti che bel suono pieno, v-e-n-t-i, ma sono passata al livello successivo: trenta tondi e non sentirli o per lo meno fino a poco tempo non li sentivo molto.

Mi giro di lato allo specchio e mi appare un cartone animato, sembro un Barbapapà. Decisamente questa maglia lunga rosa non aiuta. Devo ricordarmelo, il rosa è bandito per i prossimi mesi!

Avvolgo la pancia con le mani. Ti abbraccio anche se ancora non so chi sei.

Incinta lo sono da un po' per la verità, ma ho deciso di non voler ancora sapere chi esattamente "abita" nella mia pancia.

Ricordo quando, largamente dopo i tre mesi ho chiamato a raccolta con una scusa la famiglia.

Siamo una casa di donne. L' unico uomo è mio nonno Gianni. Santo essere che conta all'attivo una moglie, tre figlie femmine e due nipoti, una sono io, Giuli senza la ipsilon perché, quando mi hanno registrata non si usavano quelle lettere lì. L'altra è Virginia, siamo quasi coetanee, no scusa, lei è ancora nella fase col venti davanti. È una ragazza speciale con la testolina piena di numeri e parentesi graffe. Virgi diventerà un'insegnate di ruolo un giorno quando il meccanismo scolastico le darà una possibilità concreta. Intanto gli studenti che hanno la fortuna di averla durante le supplenze la stanno arricchendo e le stanno confermando che quella è proprio la sua strada.

"Sentite, che ne dite se facciamo un caffettino un pomeriggio tutti assieme? Ho delle novità da raccontarvi"

E così, senza in realtà grandi aspettative ci siamo ritrovati tutti in un bel bar storico in centro. Guardavo tutte le donne della mia famiglia con sincero affetto. Sono fiera di loro, mi piace la loro compagnia e tengo molto alle loro opinioni. So bene però che non saremmo nulla senza nonno Gianni. Uomo tutto d'un pezzo. Carattere tosto ma onesto. Severo e affettuoso nella misura giusta.

"Allora Giuli che ci combini? Cambi di nuovo lavoro?"

"No, no, il mio lavoro va bene e mi piace. Senza troppi giri di parole volevo dirvi che sono molto felice e che aspetto un bambino"

Silenzio!

Credo che nella realtà siano passati pochi secondi ma a me sono sembrati anni prima che mamma aprisse bocca.

"Ma sei sicura?"

"Ma certo che sono sicura, diciamo che all'inizio pensavo ad un ritardo, poi però sto ritardo era lungo ed ho preso un test in farmacia. Una volta viste le lineette del test ho preso appuntamento per le prove del sangue… ed eccoci qui!"

Ora sì, realizzato l'argomento mi sono trovata avvolta tra le braccia di una Virgi in lacrime e a cascata da tutte le mie uniche e meravigliose donne.

Ho respirato con loro quel momento colmo di amore e tanta tenerezza. Mi sono sentita voluta bene e nella mia testa ho confermato il mio pensiero "Non è finita ma ce la posso fare. Forza!"

Gianni mi guardava aspettando che tutte tornassero in sé.

Mi abbracciò sussurrandomi all' orecchio: "Stai bene Giuli? C'è altro?"

C'era molto altro e lui, come sempre aveva percepito e stava aspettando. Mentre poco più in là il chiacchiericcio era partito, Gianni non diceva nulla. Sapevo che il suo amore per noi era immenso. Forse lo avrei deluso, non so, dovevo solo aspettare.

"Ancora una cosa volevo dirvi per correttezza" provai a dire sovrastando le voci acute di chi oramai era partito con previsioni, tempistiche, nomi e mille discorsi nel giro di pochi minuti.

"Vi prego di capire e di non agitarvi. Questa gravidanza la porterò avanti senza che ci sia un padre vicino. Ovviamente so chi è il padre e lo conoscete anche voi ma lui ha scelto diversamente ed io ho deciso di fare il mio percorso pensando solo a me e al bimbo. Tutto chiaro?"

Silenzio di nuovo.

Questa volta i minuti sembravano ancora più lunghi. Nessuno si muoveva perché in questo preciso istante tutti stavano metabolizzando e pensando non più al futuro che arriverà ma all'uomo che ha deciso di riempire quel momento di mancanza.

Guardai Gianni e capii il suo stato d'animo. Lui è l'unico uomo che era riuscito a vivere con tutte noi. Ci sono stati lutti e divorzi. Gianni mi ha fatto da papà ed è l'unico uomo nella vita a non avermi mai delusa. Mi ha illusa però. Crescendo credevo che i maschi fossero come lui. Che la parola data era legge e che l'onestà faceva parte delle basi della vita. Ed invece poi prendi le prime cottarelle, piangi per le delusioni, credi di aver trovato la persona giusta. Arrivi ad un'età dove tra lavoro, vita di coppia e serenità interiore credi sia giusto il mix per provare a fare una famiglia e poi.... E poi scopri che lui sì ne parlava ma con la speranza o la certezza che mica al primo colpo si va a segno!

"Non sono pronto! Non possiamo riparlarne?"

"Non credo possiamo riparlarne. Cioè, qui il tempo non è a tuo favore, più passa e più è concreto!"

"Ho bisogno di tempo Giuli"

E così è sparito un pomeriggio qualunque. Pian piano mentre io ero al lavoro portava via le sue cosette. Tornavo a casa e trovavo un cassetto in camera vuoto. Non più i suoi libri sulla mensola. È scivolato via pensando di non ferirmi ma non poteva sapere che una sera mi parlai seriamente:

"Basta piangere Giuli, non hai tempo per pensare a chi non ti vuole, ora hai un appuntamento importante con una nuova vita che sta crescendo qui dentro. Quindi da adesso pensiamo a noi due e lui deve diventare un capitolo chiuso!"

Certo, a parole tutto bene, poi però nella vita quotidiana in certi momenti la mente bussava a quel ricordo e con forza dovevo tenere chiusa quella porta, sprangarla definitivamente.

3

Devo dire che la gravidanza, comunque, ti dà un bel da fare.

I primi mesi sono volati anche perché ancora non lo sapevo. Nel momento in cui entri nell'iter delle donne gravide accade di tutto.

Primo girone infernale: il cibo!

Certo, è vero che probabilmente negli anni si sono fatti studi appositi e si è concluso che:

alimenti crudi, aboliti. Carni stagionate, salate o affumicate dimenticatele. Sushi, tartare di tonno, cozze e maionese te li devi sognare. Latticini freschi, ma addirittura formaggi in generale niet!

Caffeina meglio di no.

Ma sono incinta o sono in cura dal dietologo? Mi chiedo all'epoca mia nonna come avrà fatto a portare a termine tre gravidanze bevendo ogni mattina l'ovetto fresco e mangiando quello che c'era. Sicuramente nonna non andava all' all you can eat però di certo in casa delle fettine di prosciutto crudo non sono mancate e formaggi molli nemmeno. Mia mamma e le mie zie sono nate per miracolo!

Facendo un rapido calcolo, comunque, non mi sembra sia stato menzionato il cioccolato fondente da nessuna parte e la pizza la mangerò senza formaggi. Non sarà grave dai! Posso gestirla.

Altro girone infernale: girochiappa!

La storia narra che, quando aspetti un bimbo, per logica e per spazio, ti cresce la pancia. Ecco a me prima di quella è cresciuto il sedere. È ancora tutto sotto controllo, però diciamo che mi aspettavo un'abbondanza posizionata da un'altra parte. Sapessi twerkare farei furore ed invece no! Speriamo almeno porti fortuna tutta 'sta rotondità e soprattutto vediamo che non ceda rovinosamente una volta arrivata al traguardo.

Ultimo girone infernale: tutti sanno tutto sull'argomento tranne tu!

Se hai un piccolo solleticino alla pancia e ti gratti un attimo più forte sappi che tuo figlio nascerà con un segno particolare proprio in quel punto, quindi d'ora in poi se non vuoi avere una creatura tipo Hobbit, non ti azzardare a scrocchiarti le dita dei piedi o lui le avrà storte ed allungate. Evita di soffiarti il naso troppo forte che, se poi gli viene storto è tutta colpa tua. Vuoi un frugolettto biondo? Mangia melone! Lo vuoi invece rosso con le lentiggini? Allora prendi l'anguria.

Non devi piangere altrimenti ti pentirai i primi mesi perché gli avrai trasmesso la lacrima isterica e se per caso pensi di arrabbiarti con qualcuno sappi che un figlio nervoso non è facile da gestire.

Ascolta musica. Possibilmente classica e culla il ventre ondeggiando di qua e di là con movimenti lenti e dolci. Avrai un'artista, un sognatore ed anche un bisogno urgente di un bagno perché tutto 'sto movimento creerà onde nella tua vescica che non so perché e non ho dati certi ma su di me è sicuramente così, se una volta aveva una certa capienza e una grande tenuta, ora basta un movimento di anca o peggio il rumore del rubinetto che perde che scatta il bisogno di un gabinetto. La meraviglia di questa cosa è che sei sicura che rilascerai il fiume Tamigi e così starai in pace almeno un po' ed invece, aspetta che le conto…. Una, due, tre, quattro ebbene sì, cinque goccette che mi hanno fatto sudare freddo. Quindi a presto mio fedele amico!

Non vuoi sapere se è un maschio o una femmina? Ma io basta che guardo la pancia e con assoluta tranquillità posso confermare che pancia tonda è femmina sicura, pancia a punta uguale a maschietto. Per culo grosso invece che mi dici? No, perché non si sa mai, alle volte!

Niente tinte ai capelli. Per la prima volta dopo una vita di colpi di sole, punte fuxia, shatush rosso intenso, saprò di che colore sono in natura. Quasi un ritorno alle origini. Mi riconoscerò?

Non tagliarti i capelli in gravidanza perché non ricrescono. Il corpo è talmente impegnato a far crescere il sedere, cioè, volevo dire la pancia, che tutto il resto è rallentato. Capelli, peli, unghie… fermi tutti, stop. Quello che hai te lo tieni per i prossimi mesi.

Ultima informazione utile che ti verrà data da chi sa e te lo comunica per il tuo bene è: non accavallare mai le gambe quando sei incinta altrimenti il bambino non respira. E dopo questa direi che possiamo guardare dritto l'informatore negli occhi e chiarire: "ma tu, con una panza tanta credi che io riesco a tirare su una gamba e mettermela sopra l'altra? ma sono io quella che resta senza respiro per lo sforzo. Dai su vi prego, mollatemi e rilassatevi, state tutti fuori di testa.

Ho deciso per la mia salute mentale e fisica di ascoltare solo il mio ginecologo di fiducia. "Mi raccomando Giuli, qui la situazione procede bene, il feto come puoi vedere ha dei battiti molto accelerati ma è normale in queste settimane di gestazione. Attenzione agli zuccheri e alla cioccolata."

"Come scusi Dottore, non ho capito bene l'ultima parola!"

"Non abusare della cioccolata, è un accelerante per le infiammazioni"

"Ah, capisco! Per fortuna non sono infiammata da nessuna parte."

Toglietemi tutto ma non la cioccolata altrimenti altro che crisi post-parto, anticipo con la pre pre pre crisi da fondente!

4

Ho notato una cosa stranissima. Da quando ho scoperto di essere incinta non faccio altro che vedere in giro pance o mamme con passeggini. Non immaginavo di abitare in una città così feconda.

Mi sento una pazza perché, quando incrocio un'altra pancia d'istinto mi viene da salutarla, tipo "Ehi siamo sulla stessa barca, creiamo una madrellanza" si dice così? No? Be' si potrebbe. Il problema è che loro sono in evidente stato interessante mentre io di interessante non ho ancora nulla, la pancia è sempre quella e quindi 'ste povere donne mi scambiano per una svalvolata.

Un giorno per curiosità mi sono fermata davanti alla vetrina di un famoso negozio di passeggini. Ho provato a buttare un occhio. Sinceramente non ho ancora idea di cosa mi servirà o, meglio, tutto mi servirà ma vorrei prendere cose utili e senza tremila accessori. Guardo il modello con i colori neutri, lo classificano come super leggero, si chiude con un dito, ci attacchi l'ovetto, ha il porta bibe e la borsa ergonomica. Sembra perfetto finché non vedo il prezzo: 734 euro un passeggino! Ma no dai, si saranno sbagliati, ci sarà un errore da qualche parte. Per quel prezzo mi devo sedere io nel passeggino col figlio in braccio e devo avere da qualche parte un joystick che fa muovere 'sto coso che ci porta in giro in maniera ecologica. Deve essere così altrimenti non mi spiego il costo. Credo che all'epoca un motorino costava uguale.

Se è vero che fortunatamente un lavoro fisso ce l'ho e di questo mi batto da sola sulla spalla e mi dico "brava Giuli che non ti sei accontentata del primo impiego ma hai rischiato e hai trovato la tua dimensione", questo non significa che devo però scialacquare o esagerare. Sono sempre stata attenta e grazie a questa mia anima da formichina devo dire che fino ad oggi ho vissuto bene, senza eccessi e sicuramente senza privazioni.

Quanto costa un figlio? Onestamente non lo so e non ho pensato al lato economico perché vivo ancora nella fase magica dove io, giovane donna trentenne, non sono più quella di prima, ma sono in trasformazione, il mio corpo sta procreando la cosa più spettacolare che esista sulla terra. Io ogni giorno che passa sto realizzando un essere umano che crescerà, avrà le sue idee, le sue amicizie. Dentro di me in questo momento si stanno formando manine e polmoni, orecchie e nasetto. Sono in costante lavoro e tutto questo non ha un prezzo, ha solo un valore misurato tra la mia ansia e la gioia di avere un giorno tra le braccia l'opera più spettacolare e complessa mai immaginata.

Se è vero che non avrò un compagno, vicino a me ci saranno le donne della mia vita. Certo che non delego a loro le incombenze della scelta di avere un figlio ma sono certa che, se mai ne avessi bisogno, loro sarebbero lì a sostenere me ed ancora di più, quell'anima innocente che ha pensato di nascere in questa famiglia.

Che sensazione strana. Ho come l'impressione che la pelle delle mie braccia e del mio viso siano più sottili. Sono ipersensibile ad un piccolo soffio di vento o ai raggi solari. Anche i gusti e gli odori mi sembrano più intensi. A tal proposito, certi odori andando in giro per città sono tremendi. Mi chiedo se la gente si lava o usa solo i deodoranti senza toccare il sapone. Non è una buona cosa, io ve lo dico. Fatelo per le persone che vi potrebbero stare attorno se per voi la pulizia è un optional. Però fatelo. Imputo i miei attacchi improvvisi di nausea a tutto quell'olezzo che percepisco in giro. Mi sento una sorta di cane da tartufo solo che nel migliore dei casi il mio odorato percepisce oil the cavron.

Questo mio nuovo super-potere mi sta insegnando molto. Ad esempio, sono in un ristorante e prendo un piatto semplice, se gli ingredienti non sono abbastanza freschi il mio super gusto me lo segnala subito facendomi salivare tipo lama e mettendomi nella condizione che mentre tutti si godono un momento di relax a tavola, io che per una volta tanto non devo andare al bagno per la solita goccia di pipì mi ritrovo comunque dal mio fedele amico a rilasciare saliva a cascata.

Mi è successa una volta una roba talmente ufo che neanche io potevo crederci. Mi invitano ad un brindisi. Con il mio gingerino festeggio e lo accompagno con un'oliva di quelle belle ciccione verdi con all'interno incastrato qualcosa. Era talmente salata che le papille gustative in un secondo si sono ritirate facendo vuoto cosmico tanto che mi si sono tappate le orecchie. Ero a 'sta festa con il bicchiere in mano, la bocca secca tipo deserto e sentivo tutto ovattato e rimbombato. Quando ho avuto la pensata di bere un sorsetto di gingerino il liquido gassoso ha fatto tipo da reazione immediata. Mi sono ritrovata con un rutto pronto in canna che avrei spettinato chiunque. Che situazione del cavolo. Con calma e senza dare nell'occhio mi sono leggermente spostata dal gruppetto e aprendo il minimo sindacale la bocca implorando di non emettere troppi suoni ho liberato tutto e mi si sono stappate le orecchie. Che liberazione! Però che fatica ragazzi. Qua bisogna stare attenti a come ci si muove. Non voglio pensare se invece del rutto il gas finiva da qualche altra parte… no, ti prego. Lì a camminare con la gola secca, orecchie tappate e chiappe strette andavo di matto!

Come sempre guardo il lato positivo e mi è andata di lusso. Quando pochi giorni dopo ho raccontato questa avventura a mia cugina Virgi mi ha implorato di essere presente la prossima volta che vengo invitata ad una bicchierata. Stellina, la prossima volta prendo un'ace e non mangio nulla. Lezione compresa alla grande!

Un altro super potere è la capacità di dormire in mezzo secondo. Ammetto che non sono mai stata una con problemi di insonnia o altro, ma adesso mi sono veramente evoluta. Qua si sfiora il livello ghiro. Se un attimo mi siedo sul divano e per sfiga chiudo gli occhi, parto in un sonno profondo che mi sorprende. Non è che mi appisolo, proprio vado in coma profondo e a tal proposito ne sa qualcosa l'assistente alla poltrona del mio dentista. Mi sono accomodata nella sala d'attesa.

"Giuli mettiti comoda che abbiamo quasi finito con un'urgenza" poco male, mi siedo bella sorridente sul divano, apro la rivista "LAVA I DENTI E NON TI PENTI" e da lì non ricordo più nulla tranne una piccola pressione sulla spalla sinistra.

"Giuli mi senti?"

"Sì chi è?"

"Giuli, siamo nello studio dentistico, ricordi?"

"Sì certo, avete fatto?"

"Abbiamo finito più di mezz'ora fa, ho cercato di svegliarti più volte ma non davi cenno tanto che un attimo ci siamo preoccupati, tutto bene?"

"Oh cavolo, sì certo, non me lo so spiegare, mi spiace. Posso ugualmente fare la visita di controllo o il dottore è andato via?"

"Tranquilla, facciamo tutto. Però che sonno potente hai, beata te, io se sento camminare la vicina mi sveglio."

Beata me! Sono settimane che ho dovuto impostare più sveglie per alzarmi la mattina perché non le sento.

Non ho più la gestione del mio corpo. E' come se alcune parti fossero staccate da me, disconnesse. Io sono buona e lo voglio considerare un super potere però mi rendo conto che magari potrebbe essere un problema, ti siedi su una panchina o sull'autobus e non sai se scenderai alla fermata giusta perché stai dormendo alla grande. Non voglio neanche pensarci. In autobus si sta in piedi. Questo è sicuro!

Dolce o salato, cosa preferisci? Ma che domanda è? È come chiedere ad una bambino piccolo con i genitori per mano, a chi vuoi più bene a mamma o a papà?

Da quando sono incinta dolce e salato non sono due gusti, sono una necessità che spesso si unisce in un'unica forza.

Cosa vuol dire? Che, se quando una donna al tot mese di gravidanza esce di casa, sicuramente opterà per un atteggiamento per lo meno di contegno e decoroso. A casa, anzi, non voglio generalizzare ma a casa mia nei momenti top io vado di patatine crispy con sopra cucchiaio di nutella. Io riesco a combinare gusti che mai prima avevo neanche immaginato.

Quando nella mia vita c'ero solo io, il mio pasto o il mio snack era una buona verdurina con l'oietto e l'acetino balsamico. Una barrettina proteica per darmi l'energia pomeridiana. In casa avevo poche cose ma buone, avevo anche le giornate da cibo spazzatura ma erano segnate dal famoso premestruo e quindi erano sotto controllo e limitate.

Ora, guarda la vita che ulteriore scherzetto mi ha fatto, ovviamente il premestruo l'ho salutato da un pezzo ma quella condizione mentale da cibo spazzatura è diventata costante come se la gravidanza fosse in realtà un continuo di quei due giorni terribili dove tu pensi solo al cibo indifferente che gusto.

È un'impresa seguire le linee che il medico mi ha dato. Lava la verdura con l'amuchina. Dopo una certa ora no cibi con zuccheri, evita il sale completamente se puoi e poco condimento in generale. Il pane meglio azzimo e come liquidi semplice acqua. Non è complicato una volta che prendi il ritmo. Sì, ha perfettamente ragione il mio medico. Leggo ogni volta attentamente le sue parole e mi dico che tutto procederà alla grande. Sono lucida e concentrata finché non vengo posseduta dall'altra Giuli, quella che fuori ore pasti si attiva ed inizia a martellarmi con voglie strane. Dolce o salato? Tutto e subito. Ho due minuti di follia pura, poi mi riprendo.

Comunque, la sera per espiare i miei peccati mangio solo minestrine passate (perché a tocchettoni solo se nasco capra) però anche lì, non è che è proprio 'sta felicità. Minestrina vuol dire che tempo zero sono (di nuovo) in bagno, però questa cosa ha il suo perché infatti mi lava la coscienza del malfatto pomeridiano. Quindi tirando le somme la mia vita è tutto un bevi – gabinetto- mangia cazzate, tutto a posto – mangia minestrina – gabinetto con svuotamento serbatoio pronta per il giorno dopo.

6

La stabilità spesso la devi trovare nelle fasi quotidiane della giornata. Andare con mia mamma a trovare la nonna è uno di quei momenti che ho sempre amato. Nonna ha la sua bella età ma è ancora attiva. Cucina, lava, gironzola per la casa affacendandosi. Le sue giornate sono oramai simili ma tutto sommato serene. Spesso si lamenta di nonno Gianni, lui ha mille difetti, nonna sia chiaro nemmeno uno. È disordinato, russa, non parcheggia bene, a carte vince lui perché sicuro bara, non si ricorda più quello che promette.

"Insomma Giuli, tuo nonno è vecchio!"

"Sì è vero nonna, però non è che tu sei ringiovanita!"

È vecchio dentro Giuli, io lo guardo. La testa sta invecchiando".

Capisco cosa vuole dire e mi fa tenerezza. Stanno assieme da quando avevano 20 anni poco più. Si sono sposati senza avere nulla e da bravi hanno costruito, ma veramente costruito una casa e creato una famiglia. Mi ricordano sempre che c'era miseria e ancora adesso nonno ha sempre quell'attenzione ad avere una piccola scorta di barattolame perché non si sa mai. Da piccola guardavo le loro foto. Così giovani e così belli. Veramente loro hanno fatto una vita di sacrifici ed io mi sento fortunata a non aver dovuto passare quello che hanno visto e vissuto loro.

In frigo nonna ha sempre un vassoio di dolcetti presi nella panetteria all'angolo. Tu puoi capitare a casa da loro in qualsiasi momento che lì, nel secondo ripiano del frigo troverai un cestino alla frutta, un bignè al cioccolato e due dolcetti alle mandorle. È un lusso che si concedono e fanno solo che bene.

Nonna cucina benissimo. I suoi ragù li sento già dal giardino. Anche nonno se la cava ma il suo cavallo di battaglia sono le omelette con la marmellata fatta in casa. Lì è imbattibile.

"Giuli cosa stai facendo davanti ai fornelli?" nonna mi riprende con la sua voce squillante. Lei lo sa cosa faccio lì. È il richiamo del ragù, e il ragù, da che mondo e mondo si mangia innanzi tutto dalla pentola con una bella mestola di legno.

"Non mangiare il ragù con il mestolo che poi se ti nasce una bambina non ti stupire se avrà la bocca gigante!"

"Ma parli sul serio nonna o mi prendi in giro? No perché ti prego".

"Su certi argomenti non scherzo ora siediti e ti parlerò dei tabù che dobbiamo affrontare con un rituale antico"

Guardo mamma per avere un cenno di solidarietà. Qui mi sa che chi sta perdendo qualche venerdì non è nonno ma qualcun altro.

Mamma mi guarda con un sorriso sereno quasi a dire "fidati".

Non è che avessi molta scelta quindi resto sempre in zona ragù, mi appoggio alla finestra ed inizio ad ascoltare la nostra guru.

"Nell'antichità c'erano delle usanze che poi con il tempo sono andate perse perché le donne hanno smesso di tramandarle, ma io sono qui ora per metterti in allerta e proteggerti. Sarà tua responsabilità se non crederai alle mie parole ma sappi che spiriti e demoni sono sempre esistiti e il loro più grande successo è impossessarsi dell'anima pura di un neonato. Ti taglierò una piccola ciocca di capelli, lì c'è il tuo dna e quindi una parte dei geni che trasmetterai alla creatura. Metteremo la ciocca in questo piccolo contenitore e gli daremo fuoco. Mentre io dirò delle frasi tu respirerai un po' del fumo che si libererà dal contenitore. In quel fumo ci sarà tutto. Il vostro patrimonio genetico, il sacro fuoco e la mia protezione, nessuno spirito maligno oserà avvicinarsi".

Sono basita, non so cosa dire. Nel senso che cerco di capire se sono lusingata o è meglio che mi alzi, le saluto e magari domani vi siete ripigliate. Per un attimo non dico nulla, passo lo sguardo da mamma a nonna ma qui nessuno fa un cenno. È vero? No dai è uno scherzo!

"Posso procedere con la ciocca Giuli?"

"Vedi tu mamma, basta che non mi fai lo scalpo". Ho deciso di ascoltarle più per curiosità che per vero credo.

Accade esattamente quello che ha detto nonna. Fuoco, fumo, parole, respiro. Silenzio.

In pochi minuti è tutto finito.

"Come ti senti Giuli?"

"Per la verità ho fame, posso del ragù con il pane?"

Non ne ho più parlato con nonna e mamma di quello strano rito. Ancora adesso forse mi do della stupida per averle assecondate. Non abbiamo fatto del male a nessuno quindi bon. È andata. Però ora che ci penso potrei chiedere a nonna se si occupa anche di bamboline e spilli. Lì potrei prestare più attenzione effettivamente.

Guarda a volte la vita è proprio strana, ero in una sala d'attesa, prendo uno dei classici giornali che trovi sul tavolino e uno degli argomenti proposti era proprio riti e usanze nelle varie tribù sparse per il mondo.

Le donne africane, quando nascono i bambini colorano di nero i contorni degli occhi e fanno dei simboli sulla fronte dei piccoli per spaventare gli spiriti.

Le donne di una tribù in Cina dormono con un coltellaccio sotto al loro giaciglio per tagliare in due le maledizioni.

Le donne del Madagascar non portano collane di perline altrimenti il bimbo alla nascita verrebbe soffocato da uno spirito cattivo.

Insomma, la gravidanza è un argomento che apre mondi inaspettati.

Mi rendo conto che rimanere incinta sembra quasi una magia e probabilmente sull'onda di questa sensazione si sono mosse usanze e riti. Certo è che non è facile vivere in un contesto dove, oltre a dover gestire il tuo umore, il tuo corpo devi porre attenzione a regole e meccanismi che possono andare oltre il tuo senso umano. Anche io nel mio piccolo ho lasciato fare. Era innocuo ed è durato un non nulla, ma se invece fossi stata obbligata dalla mia tribù e subire altro?

Per la prima volta provai un senso strano. Ho da tempo capito che l'istinto materno inizia nel preciso istante in cui tu capti qualcosa che può ferire o turbare il tuo piccolo. Ma questo non vale solo per un estraneo che può farmi del male, no, è molto più basico. Basta un forte acquazzone improvviso e mentre stai correndo a ripararti senti le gocce picchiare sulla pancia. Ti ritrovi poco dopo fradicia e speri che questo indumento bagnato non "raffreddi" il bimbo. Non pensi alla possibilità che ti venga un raffreddore, pensi solo che lui stia bene. È questo il grande cambiamento. Tu non sei più tu, tu ora sei lui e lo terrai al sicuro per sempre.

7

Nove mesi ancora non so se è un periodo lungo o veloce, certo è che devo pensare bene a come gestire la maternità. Al consultorio mi hanno spiegato che nel mio caso, se non subentreranno situazioni particolari potrò lavorare quasi fino all'ultimo per poi poter stare dopo di più a casa con il piccolo. Alla faccia della emancipazione. Certo, mi è chiaro che la gravidanza non è una malattia e che anzi dovresti essere più in salute possibile però se già adesso mi prendono degli abbiocchi fotonici ed ho dei cambi d'umore leggermente repentini, non oso pensare a che sarà di me verso la fine. Poveri i miei colleghi e speriamo di non mandare a quel paese il capo in un momento di isteria totale.

Ogni mese vado all'ospedale a fare gli esami del sangue. C'è proprio una zona specifica per le donne in stato interessante e per i bambini. Mentre aspetto il mio turno mi piace guardare tutte queste future mamme e ascoltare le loro storie.

"Ah guarda, la prima gravidanza non ho fatto in tempo ad arrivare in reparto. Ero in ascensore e Matilde ha deciso di nascere lì, in pochi secondi. Così mi sono ritrovata con il papà svenuto e una creaturina di neanche 3 chili in braccio. Quando si sono aperte le porte del quinto piano è stato tutto un caos. Ci hanno assistito e devo dire che il giorno dopo eravamo già a casa"

"Io per il mio primo figlio non ho voluto mio marito in sala parto. O meglio, all'inizio sì, avevo le prime lievi contrazioni ed erano sopportabili. Ad un certo punto quando il parto è entrato nel vivo io avevo dei dolori terribili, come se una tenaglia mi schiacciasse i fianchi. Guardavo mio marito che mi teneva la mano e lo odiavo. Tu, bastardo, sei lì bello tranquillo mentre io sono qui che soffro come una bestia. È tutta colpa tua! E non dirmi che va tutto bene. Perché non è proprio così. Fallo uscire tu un melone da un buco grande come un limone…. Poi ovviamente con uno sforzo enorme è nato Alessandro e tutto si è sistemato. Ho riportato a casa anche mio marito ed ora eccoci qui per il secondo giro!"

"Io cinque anni fa il mio primo figlio l'ho partorito in casa ed è stata un'esperienza incredibile. Ero seguita da un'ostetrica meravigliosa. Per il parto avevamo creato un ambiente molto zen con una vasca di acqua calda gonfiabile. È stato molto lungo perché mi dilatavo piano. Ho ascoltato le parole dell'ostetrica e non ho mai smesso di credere che ce l'avrei fatta. Quando è nato Adam ho avuto come la sensazione di scivolare anche io dentro l'acqua. È stato bello, intenso. Questa volta però quando mi hanno detto che aspettavo due gemelli ho deciso di seguire un altro percorso perché non sono più giovane come prima, la mia fantastica ostetrica è andata a lavorare all'estero e quindi tra due mesi se non prima i pargoletti nasceranno qui, all'ospedale."

Era sempre incredibile vedere come le donne, di diverse età, ceti sociali di tutti i tipi in quella stanza diventavano tutte uguali. Erano automaticamente solidali, avevano tutte un percorso che le avrebbe portate e diventare mamme. Eravamo fortunate, l'ospedale dove eravamo era ed è uno dei migliori, specializzato proprio in neonatologia.

Se le prove del sangue sono ovviamente importanti, l'ecografia è una visita che mi ha stravolto. Vedere nel monitor questa piccola figura è stato emozionante.

Le misurazioni procedono tranquillamente, femore, circonferenza testolina, battito. Mi sciorinano numeri che non catturano molto la mia attenzione. Guardo solo lo schermo e cerco di immaginare a cosa starai pensando. Chissà se senti la mia voce quando ti parlo. Vedo il profilo del tuo visino e mi fa così strano sapere che tu sei dentro la mia pancia. Ma come è possibile, ma che roba fantastica. Si può dire roba? Che mi frega io lo dico! Anzi è una roba stra fantastica.

"Quindi signora?"

"Scusi Dottoressa, ero distratta, mi ha detto qualcosa?"

"Sì, dicevo le misurazioni sono tutte il linea con la tabella di crescita quindi direi molto bene, vuole sapere il sesso?"

Eccolo uno dei momenti cruciali. In questi giorni ci ho tanto pensato se farmi dire o no se il fiocco sarà azzurro o rosa. Quando parlo tendo a farlo al maschile solo perché è più pratico ma non ho valutato nessuna ipotesi. È ovvio che sarà o uno o l'altra ma non sono ancora pronta. Non lo voglio sapere perché per ora mi basta e mi serve avere la conferma che va tutto bene e che stiamo bene ma non voglio farmi condizionare. Forse è paura di sapere la verità? Può essere. Vivo in una famiglia quasi totalmente femminile e gli uomini mi hanno dato poco. Sono arrabbiata con il genere maschile? Può essere, più che altro sono delusa ed ho bisogno di alleggerire questi miei rancori prima di sapere per certo con chi condividerò i prossimi anni della mia vita. Voglio iniziare questo percorso dopo aver abbattuto determinati muri che mi imprigionano in pensieri che non mi rendono serena.

Vero è che grazie al mio carattere tutto sommato non vado in sofferenza se mio padre non c'è più e se mio figlio non avrà un papà. Sono solo dispiaciuta che di nuovo nella mia famiglia e nella mia vita un componente che potrebbe arricchirci con affetto e amore non ci sarà.

Mia cugina Virgi mi dice sempre: "poco male Giuli, se già in partenza uno sparisce quasi quasi ti ha fatto un favore. Sai quanto più doloroso sarebbe stato se invece rimaneva fingendo interesse senza che tu te ne accorgessi e poi magari dopo un paio d'anni la verità saltava fuori. Perché guarda che prima o poi le cose vengono a galla soprattutto su argomenti come questo. Se uno non vuole figli perché ha un altro progetto per la sua vita o magari non si sente idoneo, non è che mettendolo davanti al fatto compiuto poi si sveglia dal torpore e diventa padre dell'anno. Qualcuno forse sì, ma è più facile che in realtà venga schiacciato dalle aspettative e dal ruolo non suo. Giuli, non devi preoccuparti, lo sai che ci siamo tutte noi. Tu non sei sola. Capito?"

È vero, io in verità non sono mai stata sola e ho ricevuto tanto di quell'amore da mia mamma e le mie donne che potrà bastarne per me e per chi arriverà. Non devo guardare quello che manca ma devo concentrarmi su tutto quello che ho e vicino, ho tanto. Veramente tanto.

"Scusi Dottoressa, no, non voglio sapere ancora il sesso, mi basta che sia tutto a posto e sono felice così"

"Benissimo allora lì c'è la carta per pulirsi la pancia e stia serena, è tutto nella norma. Buona giornata".

8

Io adoro l'estate. Quest'anno ho due fortune, la prima storica è di vivere in una città di mare, la seconda è che ho delle amiche fantastiche che sono lucertole come me. Quest'inverno, prima di sapere che la mia vita sarebbe stata stravolta avevamo deciso come ogni anno di prenderci una settimana di vacanza solo amiche e sfruttare la casa dei parenti di Elena nientepopodimeno che in Sardegna. Quindi non è che abbiamo fatto grandi capriole, la casa era fatta (fortunatamente gli zii di Elena saranno via una ventina di giorni quindi non dovremo cadere in convenevoli assurdi), traghetto prenotato, Livorno-Olbia con cabina annessa per fortuna e Stintino stiamo arrivando.

Elena, Susi e Clara sono le mie amiche storiche. Ci conosciamo dalle elementari e negli anni per una serie di incastri fortunati ci siamo perse e ritrovate finché ad un certo punto, verso la tarda adolescenza avevamo capito che eravamo connesse, che assieme potevamo superare scivoloni scolastici, liti in casa con annesse punizioni, tragedie amorose che solo dai 15 anni in poi puoi distruggerti lo stomaco per quel tipo che neanche ci ricordiamo il nome. Ore e ore a chiacchierare al parchetto vicino alla scuola. A ridere e a sognare chissà quale futuro per ognuna di noi. A parte Elena che arriva da una famiglia benestante, sono tutti, ora anche lei dei notai conosciuti in città, io Susi e Clara eravamo figlie di gente comune che vive in maniera modesta ma serena. Non avanzava ma neanche mancava. Non esistevano seconde e terze case al mare e in montagna ma abbiamo fatto ugualmente le nostre gite qui e lì. Elena non ha mai avuto un atteggiamento supponente nei nostri confronti, è sempre stata "una di noi" pur avendo possibilità immense. La sua generosità è stata quella di invitarci sempre e comunque ovunque andasse. Quando le dicevamo che per noi era troppo e quindi per questa volta passavamo, si quasi sentiva lei in difetto per poterlo fare. Quando hai una persona così vicino non puoi fare altro che ringraziare comunque per le possibilità infinite che ti dà. Ma noi quattro il nostro affetto non lo potremo mai valutare in moneta. Noi siamo presenza, solidarietà femminile, immenso e reciproco affetto. Siamo cresciute assieme, abbiamo sostenuto Elena nei suoi innumerevoli esami universitari ed abbiamo gioito e festeggiato quando Clara è diventata veterinario ed ha aperto una piccola clinica per curare tutti gli animali che avevano bisogno.

Susi è quella alternativa, cura corpo e mente. Lavora in palestra, fa un sacco di cose, corsi fitness, corsi per le gambe, per le braccia, per ogni tuo singolo muscolo. Ha un'alimentazione rigorosa e macrobiotica però per fortuna, quando usciamo, uno strappo a questa vita fatta di regole ferree, proteine e carboidrati calcolati al millesimo grammo salta. Meno male, una botta di vita ogni tanto concediamocela (io poi non faccio testo perché vivo di botte di vita ma vabbè lasciamo correre).

Una sera eravamo vicino alla spiaggia, si stava bene, così, abbiamo deciso di bere una cosa in un localino molto carino che ha un'area esterna magnifica piena di piante e tavolini colorati. C'era un po' di gente, musica soffusa, un ambiente molto confortevole.

"Ragazze, vi posso parlare?"

"Vai Giuli, spara!"

"Diventerete zie!"

Ho visto solo braccia avvolgermi e lacrime scendere. Non se lo aspettavano, anche perché non me lo aspettavo così presto nemmeno io probabilmente.

"Oddio amore siamo troppo contente per voi? Stai bene? Il futuro papà che dice? Ma qui dobbiamo festeggiare... cameriereeee"

E mentre le ragazze sono in euforia io le rassicuro sullo stato di salute e racconto loro che non ci sarà un papà.

"Che stronzo, ora lo chiamiamo!"

"No Clara, non ti preoccupare va bene così".

Sapevo che avrei avuto il loro appoggio totale e mi immaginavo che all'inizio avrebbero reagito con rabbia quando avrei detto loro che ero rimasta sola.

Elena sono diversi anni che sta con un ragazzo molto a modo, avvocato, grande lavoratore. Ci aspettiamo da un momento all'altro l'invito alle nozze anche se già convivono e forse per ora non hanno bisogno di null'altro.

Clara ha storielle qui e là. Lei è innamorata del suo lavoro. Gli animali sono la sua vita e dedica loro ore ed ore. La clinica ha un orario per "gli umani" ma per i piccoli pazienti e per Clara non ci sono confini di tempo. Ricordo due anni fa quando abbiamo festeggiato il suo compleanno nella sala d'attesa del suo ambulatorio perché lei voleva essere presente a tutti i costi al risveglio dall'anestesia di un Labrador che aveva operato d'urgenza. Abbiamo così festeggiato due volte, gli anni di Clara e il risveglio del cucciolone, credo che per lei quello sia stato il regalo più bello, aver salvato una vita. Che meravigliosa donna è Clara, le voglio un bene immenso.

Susanna ha degli standard di uomini molto particolari. Lei che vive di palestra, addominali, dorsali, non vuole un uomo palestrato. O meglio, ne ha avuti un paio ma ogni volta finiva che invece di essere una storia d'amore era una gara di muscolatura che finiva quando la forza fisica lasciava il posto a quella mentale e lì finalmente Susi traeva le conclusioni. Non erano quelli i presupposti per una vita serena con un uomo. Non si può vivere in continua competizione fisica. All'inizio può essere divertente poi però diventa pesante ed inutile. Susi non ha problemi a tenere a bada gli ormoni dei maschi. Nel suo lavoro è quasi sempre circondata da testosterone. Lei ha carattere da vendere e senza pochi convenevoli ha imparato a mettere ognuno al proprio posto. Certo che riceve avance. È una bella donna, ha coraggio e forza fisica. La svolta nella sua vita è stata una sera ad una festa in un locale molto carino. Siamo capitate lì per caso. Stavamo andando alla macchina dopo una cena in amicizia. Notiamo un locale pieno di gente, musica, risate. Perché non entrare. Praticamente ci siamo imbucate ad una festa di compleanno ed il festeggiato era il fratello di Marco, quello che da quando siamo entrate si è avvicinato con garbo a Susi e noi abbiamo visto i cuoricini comparire tutto attorno a loro. Un colpo di fulmine collettivo perché anche noi comari, abbiamo da subito amato Marco. Poi a pensarci bene non poteva esserci incastro migliore. Lei con le sue regole alimentari e le sue lezioni, lui nutrizionista sportivo. Buuuummm. Hanno fatto bingo da subito!

"Ne hai parlato a casa Giuli? Che dicono? Ci sono stati problemi?"

"Ho radunato la famiglia l'altro ieri ad un caffè in centro. Certo all'inizio c'è stata euforia, subito dopo però il clima si è appesantito. Ho chiesto loro, come a voi, di accettare questa mia scelta tentando si comprendere senza giudicare. Lo so che non è facile e per istinto uno vorrebbe fare qualcosa, ma non c'è proprio nulla da fare se non permettermi di vivere questa gravidanza nella maniera più serena possibile. Ho aspettato apposta che passassero i primi tre mesi in modo da avere notizie salde. Ho pianto tutte le mie lacrime ma ora non lo faccio più. Ora l'importante non è capire le sue ragioni ma concentrarmi sulle mie. Lo so che sembro egoista e a volte non mi riconosco, ma sono cambiata. Non sono più la solita Giuli. Sono in attesa di un bambino e non attenderò nessun adulto pregandolo di ritornare da noi. Preferisco così".

"Sei proprio una giusta, Giuli. Siamo fiere di te. Saremo delle zie fantastiche. Che meraviglia. Quindi la scadenza?"

"Metà novembre"

"Nonno Gianni che dice?"

conoscono bene la mia famiglia e sanno che la parola di mio nonno è oro colato per me. Un suo rimprovero o un suo muso storto voleva dire mali di pancia per me. Il mio legame con lui è più forte di quello tra padre e figlia. Lui era la persona che veniva a prendermi all'asilo e non è mancato ad una recita. Quando mia mamma lavorava i sabati pomeriggio, era nonno a portarmi a casa dell'amica per il compleanno e a riprendermi. Nonno da bravo artigiano mi ha insegnato il valore delle cose fatte a mano. Mi ha spiegato l'importanza dello studio ma il valore ancora più grande della dignità.

"Diventa una persona per bene Giuli. Fai i percorsi che desideri ma senza scorciatoie. Piuttosto fermati un anno in più ma fai le cose giuste e con le tue forze. Mai nessuno dovrà permettersi di dirti che non meriti quel posto di lavoro o altro. Impegna il tuo tempo in quello che ti piace ma sempre con un occhio al futuro. La vita è dura ma tu hai una famiglia solida alle spalle. Noi non saremo le tue radici. Le radici rendono statiche e ferme le persone, noi saremo il tuo cielo sconfinato. Ovunque andrai, la sera guarda il grande carro come ti ho insegnato da piccola. Fa finta che sia il tuo bagaglio di sogni ed inizia a metterci dentro qualche certezza. Porta con te tutte le esperienze che farai nel tuo tragitto e sii corretta con tutti. Farai molta strada Giuli. Ne sono certo piccola mia".

"Questo discorso nonno me lo ha fatto mille volte. Credo di aver fatto un buon percorso. Ora lo sto mettendo alla prova con questa novità. Sono convinta che è felice per me ma allo stesso tempo molto preoccupato. Non volevo deluderlo e non lo farò".

"Giuli, credo che le preoccupazioni di Gianni sono un po' quelle di tutti noi. Ma non nei tuoi confronti, figurati. È questo tipo di società che ha difficoltà a sostenere ed aiutare una donna che sta per diventare madre. Siamo ancora così indietro con permessi, agevolazioni, costi, che è naturale porsi domande. Poi, proprio la tua famiglia sa benissimo che tutto si fa, che non esistono famiglie perfette e che i figli dovrebbero nascere in case dove c'è amore e non regole tradizionali. Sarai una mamma single? Va benissimo. Magari un giorno incontrerai un altro uomo! Buh, deciderai tu chi potrà far parte del vostro nucleo familiare e chi no. Sarà difficile? E cosa non lo è?"

"Hai ragione Elena. Credo che nonno avrebbe voluto sapere che qualcuno avrebbe avuto cura di me ma evidentemente il mio destino aveva un altro piano ed io mi sto guardando molto dentro per capire se realmente va tutto bene e sai una cosa? La risposta è sì, sto bene, andrà bene perché ho deciso di non piangermi addosso ma di pensare ad un altro percorso. Ci sono io. C'è la mia nuova vita qui dentro la mia pancia, ci siete voi e c'è la mia famiglia. Sto bene così... e no, non ho intenzione di avere nessun uomo attorno. Argomento chiuso!"

"Sì ok, adesso è ovvio che non hai voglia di un uomo attorno ma prima o poi, voglio dire una sana serata allegra con regalino finale la vogliamo avere o a trent'anni mi diventi suora?"

"Ma che dici Clara. Non mi sento proprio una suora e non credo mi daranno la possibilità di diventarlo. Diciamo che mi prendo un periodo di pausa, anche forzato direi... ma me lo prendo volentieri".

Quella serata così bella assieme alle ragazze la ricorderò per sempre. Anche loro lo faranno lo so. È la sera in cui anche le loro vite sono cambiate. Nel loro cuore si è fatto un piccolo spazio per accogliere chi nascerà a novembre.

9

Mia mamma Paola è una gran lavoratrice. Ha un negozietto tutto suo che si chiama "L'arte del patchwork". Fili, stoffette, nastri. È la sua bomboniera. Molto spesso nel suo negozio fanno dei corsi carini e con le stoffe creano gnometti, centrini, stelle di Natale e coroncine, insomma in base al periodo dell'anno organizzano appuntamenti a tema. Io sono una frana, proprio non ho manualità e sono una pessima pubblicità per mamma. Ha tentato per anni ad insegnarmi ad usare la colla a caldo e a piegare pezzetti di feltro. Risultato, colla ovunque e il feltro per terra.

Il suo negozio però l'ho sempre trovato bello. Pieno di colori, bottoni, perline. Non avete idea di quante persone creino in casa oggettini carini da mettere poi non so dove ma non fa niente.

Il sabato è sempre una giornata lavorativa intensa per lei quindi cerco di passare a vedere se magari ha bisogno di un caffè o semplicemente di mettere ordine con tutte quelle scatoline che tira giù ogni volta che arriva una cliente.

La vedo presa nel suo lavoro quindi le strappo solo un appuntamento.

"Ci vediamo a cena in pizzeria che dici? O ti passo a prendere quando hai finito?"

"Vieni qui orario chiusura e poi andiamo a piedi così faccio due passi all'aria aperta. Ciao"

Io il sabato e la domenica non lavoro. Sono fortunata. Dopo le scuole ho fatto vari lavori. Ero ancora indecisa se iscrivermi all'università o no. Il fatto di iniziare a lavorare però mi ha dato una certa dipendenza economica che mi ha fatto capire uno dei miei lati del carattere che mi hanno comunque portato a 25 anni a comperarmi un appartamentino tutto da sola con un bel mutuo trentennale in schiena: sono una formica e ne sono felice.

Ho capito lavorando che ero molto brava nella gestione economica delle mie finanze. Ho preso un pomeriggio carta e penna ed ho buttato giù uno schema su come potevo vivere bene. Che tipo di paga, che orario lavorativo, avevo dei vizi che mi facevano spendere tot. Quali erano le mie priorità. Nel tempo, man a mano che compilavo questa lista delineavo quello che mi sarebbe piaciuto come futuro.

Nel frattempo, lavoravo con contrattini a termine e provavo mille cose. Commessa, educatrice in centro estivo, impiegata presso un amministratore stabili, insomma, andavo dove mi chiamavano.

Provando diverse esperienze ho così capito che io non sono come mia mamma che vive per il suo negozio. Non riuscirei a dormire la notte tranquilla avendo una mia attività dove un mese hai un'entrata e il mese dopo chissà. Quindi la prima riga da selezionare era: lavoro dipendente.

Un altro aspetto fondamentale era il tempo. Le mie giornate di vita sono scandite dalle ore in cui non sono al lavoro. Quindi la cosa migliore per me era cercare un posto con orario unico e non spezzato altrimenti avrei avuto la sensazione di trascorrere tutto il giorno chiusa lì. Altra riga da segnare: orario unico.

Terza voce, quella forse più complicata era riuscire ad avere libero il sabato e la domenica. Qui è dura. Ho visto per anni mia mamma lavorare sti benedetti sabati che la sera arrivava a casa stravolta ed è capitato spesso che abbiamo rinunciato ad inviti (il sabato è più pratico per tutti organizzare una cena o un cinema) perché lei non vedeva l'ora di stendersi sul divano e leggere un libro. Sì, è vero, ha libero il lunedì. Però chissà perché mi suona diverso.

Comunque io ad un certo punto avevo definito le mie linee guida ed ero pronta a mettermi alla ricerca del posto giusto.

E' stata una ricerca durata un annetto. Ho puntato un paio di uffici dove avevo saputo che tutti i requisiti che cercavo erano perfetti. Nel mentre avevo cambiato non so quanti posti grazie a questi contratti a scadenza finché un giorno, non è arrivata la telefonata che aspettavo.

Mi sono presentata al colloquio. Era un ufficio in centro, si occupava di amministrazione e paghe di varie ditte. Avevano una persona che stava andando in pensione ed avevano bisogno di un nuovo componente nel gruppo. Mi sembrava un buon posto, prima di mandare la solita domanda mi ero documentata bene ed avevo saltato le agenzie interinali. Ero stata diretta.

Sono entrata nella stanza con zero ansie e sicura che mi sarei portata a casa questo posto. Nonno mi diceva sempre: testa alta, dritta al punto. Nessuno ti fermerà e così è andata. Ho firmato di lì a poco. Prima un periodo di prova e poi il contratto fisso.

Ero entrata nel mondo vero del lavoro secondo le mie regole di vita ed ero così contenta da non crederci.

10

Stavo aspettando mamma fuori dal negozio. L'aria era proprio bella. Il cielo super limpido. Giugno ha dei colori meravigliosi e poi le giornate si allungano e tutto mi sembra più bello.

"Eccomi Giuli, ho dato una passata per terra così è tutto pulito"

"Brava mamma, che dici pizza o cinese?"

"Io ho voglia di una buona pizza"

"E pizza sia"

Ci sediamo fuori, il clima ce lo concede. Ci sono parecchi turisti in città, sembrano tutti allegri. Mette di buon umore vedere gente che ride e chiacchiera.

Ordiniamo le nostre pizze e ci perdiamo in chiacchiere. Mamma mi racconta di clienti con richieste particolari e di tessuti arrivati ieri che assolutamente devo andare a vedere. Nonostante parli tutto il giorno con la clientela, mamma è una macchinetta rovescia parole. Non si ferma un momento ed io la guardo incantata perché le voglio proprio bene e questo suo carattere così rumoroso mi piace molto.

"E tu invece che mi dici?"

"Nulla di che mamy, tutto tranquillo. Sono particolarmente serena"

"Bene, si vede sì. Senti ma dimmi un po'. Ho capito che ancora non vuoi sapere se sarà maschio o femmina ma almeno hai iniziato a pensare ad un nome a questo punto sia per lui che per lei?"

"Veramente no mamma, non ho così fretta il percorso è ancora lunghissimo e mi godo questo tempo concentrandomi solo sul fatto di stare bene fisicamente"

"Sì certo è giusto, però guarda che il tempo passa e poi è un attimo che arriva il giorno"

"Lo sai che per la verità mi viene più in mente di pensare a che carattere avrà, se assomiglierà a me oppure a qualcuna di voi. Chissà!"

"Se prende da me viene fuori una favola"

"Oh mio Dio missis modestia ha parlato"

"Perché non ho un bel carattere?"

"Sì mamma, tutti noi abbiamo i nostri super pregi poi però bisogna capire se siamo esattamente pronti a confrontarci con il mondo esterno, con la realtà"

"In che senso, non capisco!"

"Ad esempio, guarda me. Sono una donna single che avrà un bambino. Diciamo che il mondo è abbastanza pronto ad accettare questa verità. Ma metti che avrò una bambina e tra vent'anni mi troverò qui seduta accanto a lei e mi dirà che non sa se le piacciono gli uomini o le donne e che anzi, forse preferisce le donne. Io, come la proteggerò dal mondo che ad oggi su questo argomento, ad esempio, è ancora sul medioevo andante?"

"Giuli, non lo so, stai pensando troppo avanti!"

"Mamma, non sto pensando troppo avanti. Ti sto dicendo che io amo già profondamente questo esserino, ma lo sto facendo nascere in un bel mondo secondo te?"

"Partirei col dirti che già nascere in questa parte di mondo è una gran fortuna e questo lo sai. Poi le scelte che farà saranno sue e le vedrai incontro"

"Mamma, ti faccio una domanda. Zia Lorena sì è sposata, ha avuto Virgi poi è successo quello che è successo e purtroppo sono rimaste sole. Tu ti sei sposata, hai avuto me, papà ha perso la tramontana ed è andato via con un'altra più giovane e zia Marzia? Ti sei mai chiesta come mai non si è mai sposata?"

"Ah non lo so, dovresti chiedere a lei. Francamente io e zia Lorena siamo andate via presto di casa e Marzia essendo la più piccola non l'abbiamo seguita molto nel suo percorso, cioè, aveva le sue compagnie, i suoi giri, conoscevamo gli amici e via. Non è mai stata una che portava fidanzati a casa, questo no. Che poi, cosa c'entra zia Marzia adesso?"

"Mamma, ma non ti è mai passato per la testa che zia Marzia fosse lesbica e tenesse nascosta questa cosa per paura di non essere accettata?"

"Ma stai scherzando Giuli? Ma cosa stai dicendo, zia Marzia non è lesbica, lo avremmo saputo, insomma"

"Cosa ti fa pensare che lo avreste saputo? Conti sul fatto che siccome è tua sorella te lo doveva dire? Non funziona così sai mamma, soprattutto se in famiglia non si è mai trattato l'argomento e quindi il possibile interessato non sa che tipo di reazione scatenerebbe questa cosa"

"Giuli, non capisco una cosa. Tu stai facendo ipotesi oppure stai parlando perché sai qualcosa che io proprio neanche immaginavo minimamente"

"Mamma, tu e le zie siete molto legate e vi volete un gran bene. Certo vi mandate anche a quel paese ma questa è normale amministrazione. Il vostro affetto non è messo in dubbio però la vita tua e di zia Lorena ha avuto un percorso che in maniera non corretta chiameremo normale. Zia Marzia invece è cresciuta nella vostra stessa famiglia ma ha dovuto probabilmente vivere un'esistenza diversa dalla vostra perché, se neanche in casa non veniva capita ti immagini fuori"

"No, scusa un attimo Giuli. Io non sapevo nulla cosa dovevo fare? Se non me lo ha detto!"

"Mamma, tu non hai voluto vedere. Quante volte sei tornata a casa quando ero piccola mi hai solo guardata e avevi già capito che avevo la febbre o semplicemente la luna. Io non ti avevo detto nulla però tu avevi capito. Ora mi rendo conto che quest'altro argomento è molto più complicato e neanche non ti passava per la testa, ma magari un due domande sul perché 'sta ragazza non aveva mai un morosetto o una simpatia ecco io me le sarei fatta. Non hai voluto vedere perché nella tua testa andava bene così e perché colì non è logico e purtroppo molte persone ragionano ancora in questo modo. Se non è logico secondo gli standard, o non esiste o non lo vedo o, peggio, non va bene."

"Io sono sconvolta. Io sono anche arrabbiata. Io non so cosa dire"

"Non devi dire nulla mamma, devi solo ragionare. Stiamo parlando di un argomento così delicato ed importante che è ovvio che ti serve un po' di tempo per chiarire le idee e fare mente locale. Marzia è sempre la stessa di poche ora fa solo che tu ora la vedi in maniera diversa o forse vedi tu in maniera diversa perché sai che non hai colto qualcosa di importante ed ora questa cosa ti fa rabbia"

"Hai ragione, è proprio così. Ma come è possibile che non l'ho capito e non le ho parlato. Ma dove vivevo? E adesso cosa devo fare secondo te?"

"Mamma, intanto finiamo la pizza. Dopo di che non devi fare molto se non avvicinarti a Marzia e chiederle se ha voglia di parlare con te. Credo che la cosa migliore sia farlo da sole una alla volta permettendo a Marzia di decidere come continuare. Non so se a questo punto ne vorrà parlare anche con nonno e nonna, oramai hanno una certa età e sconvolgerli completamente non avrebbe senso"

"Sai cosa mi spiace Giuli, che adesso che ci penso io amo mia sorella e non mi può fregare di meno se lei sta con uno o con una. Va bene a lei, va bene a me"

"Lodevole mamma, però mi chiedo se questa risposta l'avresti data anche venti anni fa. È andata così però per fortuna si può migliorare ed alleggerire la vita di una persona che tra l'altro è una donna magnifica, così materna con me"

"Giusto per capire, zia Lorena è al corrente?"

"Non ancora. Le uniche a sapere siamo io e Virgi. Ora anche tu"

11

In famiglia è giusto affrontare qualsiasi tema cercando di trovare rimedi, consolazioni o semplicemente un confronto. Questo tema non era mai uscito perché Marzia ha preferito aspettare, solo che non era mai il momento giusto. In una famiglia numerosa come la nostra è impossibile che ci siano dei momenti di stallo. Abbiamo attraversato matrimoni, nascite, malattie, funerali, divorzi insomma c'è stato di tutto. Aspettare il clima sereno era utopia pura.

Quando capii che zia Marzia amava una donna, è stato naturale per me andare da lei e dirle che io sapevo e che ero felice per loro. Non negò e non ammise nulla. Mi chiese solo discrezione. Era abituata oramai a vivere così ed aveva timore della reazione di mamma e zia Lorena.

"Ma è la tua vita zia Marzia, perché ti nascondi? Non fai nulla di male"

"Giuli, guarda, in tutte le famiglie ci sono dei piccoli o grandi segreti. Ci sono equilibri da mantenere e dolori da evitare. Noi in casa abbiamo avuto di tutto ed io non ho mai capito che tipo di opinione potevano avere riguardo a questo argomento"

"Capisco. Hai paura di loro?"

"No, non di loro. Ma di tutto il contorno, delle chiacchiere che scatenerei un passo oltre il nostro nucleo familiare. Anche sul mio lavoro, per esempio, nessuno sa nulla. Ho imparato ad essere discreta e a farmi i fatti miei"

"Ma come fai a non impazzire? Nascondi una parte di te, tu sei questa e tutti devono accettarlo"

"Giuli, tesoro mio tu sei così giovane. Lo so che per te il mondo è fatto solo di colore bianco o nero ed è giusto che alla tua età pensi questo. Quando sarai maggiorenne, quando inizierai a lavorare e ad uscire dalla nostra piccola sfera familiare capirai che la mia scelta è dovuta dal fatto che voglio vivere in pace. Che la mia felicità viene prima di tutto e che non posso rischiare di perdere il posto di lavoro o subire maltrattamenti solo perché non ho costruito la classica vita con un uomo. Ci sono cose che ancora non sai, ci sono persone che possono ferirci e poi ci sono io che ho fatto una scelta molto severa nei vostri e nei miei confronti ma così è"

"Rispetto la tua scelta zia. Il giorno che deciderai di parlarne apertamente io sarò al tuo fianco"

"Grazie mio dolce scricciolo. Lo so che posso contare su di te. Voglio dirti un'ultima cosa. Quando sarai grande anche tu verrai messa davanti a delle scelte. Pensaci bene e fallo da sola, con calma. Solo tu saprai cosa è giusto per te. Gli altri non portano le tue scarpe, possono pensarla diversamente e agire in altro modo ma solo tu dovrai scegliere per il bene della tua vita. Quando la risposta ti arriverà, troverai la forza di portare avanti quella decisione perché sarà solo tua e anche se farà paura, sarà quella giusta. Credimi!"

Era una vita fa, io ero una ragazzina sicura e spensierata e credevo realmente che tutti dovessero accettare il prossimo senza nessuna esitazione. Zia Marzia quel giorno mi diede un grande insegnamento di coraggio e di lucidità. Quando Virgi un giorno venne da me a dirmi che, secondo lei, la zia era lesbica le parlai subito e la sera assieme andammo da Marzia. Rimase il nostro segreto. Le giurammo e mantenemmo fino a che, pochi giorni fa Marzia mi disse di essere pronta, di voler parlare con le sorelle perché era arrivato il momento di confidarsi con loro. Da un po' di tempo stava con una persona e questa volta era quella giusta. Aveva voglia di concretezza e poi, al lavoro non era più una di primo pelo. Aveva dimostrato negli anni la sua tempra. Era stimata. Era diventata più forte, aveva trovato la sua ragione di vita e voleva condividerla con noi. Mi chiese aiuto ed io mi sentii lusingata.

Decidemmo che avrei parlato io con mia mamma per vedere come andavano le cose.

Da lì in poi fu un susseguirsi di emozioni. Zia Marzia in un caldo pomeriggio di giugno parlò liberamente con le sue sorelle. Si diedero delle stupide, un po' anche si pizzicarono ma quello che conta e che uscirono da quell'incontro più unite che mai.

Decisero di lasciare fuori dal discorso i nonni ma noi tutte adesso eravamo allineate. Si respirava aria nuova. In casa nostra veramente non ci si annoiava mai.

Oh porca miseria, mi è sembrato di sentire qualcosa. Oh cavolo, di nuovo! Sei tu, sei tu lì dentro. È stato come sentire delle bollicine muoversi tutto dentro la pancia, che emozione, sono senza parole.

Sono seduta sul divano, sto leggendo un libro, in realtà ne sto leggendo due contemporaneamente perché dipende dall'umore. Se sono tranquilla leggo quello più diciamo pesante, se ho avuto una giornata complicata allora preferisco il libro che scorre e che mi fa sorridere.

Vabbè comunque oggi ero qua, tutta concentrata a risolvere le indagini di un crimine dove ci sono poche tracce e tu, hai fatto la tua mossa scaraventandomi fuori dal libro e portando la concentrazione sulla pancia. Mi sono trovata a scrutarla tentando di vedere movimenti strani ma la realtà è che tu sei ancora piccolino e quindi hai spazio di manovra. Non colpisci ancora le "pareti" attorno però io ti sto sentendo.

Ora lo so che dopo un attimo di emozione quello che sto provando non è proprio molto materno nel senso che sento come delle bolle d'aria. Hai presente quando bevi un bicchierone di acqua frizzante tutto in un botto e un attimo dopo hai la sensazione di essere fatta di gas e in quel caso ti prepari ad un sacro rutto da competizione. Ecco qui è uguale solo che non rutterò. Però cavolo, che magia è. Se fino a ieri sì c'eri, ti ho visto grazie alle eco, le analisi dicono chiaro e tondo che ci sei e stai bene, ora però è tutto diverso. Ora inizierà la nostra fase di conoscenza. Già da qui capirò pian piano che esserino sei. Starai fermo la notte oppure ti muoverai? Sarai sensibile all'acqua calda oppure domani quando andremo al mare farai capriole?

Tra le tante cose che avevo sentito questa era proprio una che volevo sperimentare di persona. Se mangi qualcosa che a lui non piace ti arriverà un calcio. Se farai la doccia ghiacciata (non è sicuro il mio caso) o troppo calda (già più probabile) si farà sentire.

Ci sarà un'evoluzione quindi. Praticamente già se mangio qualcosa di particolare che a me piace molto ma evidentemente al coinquilino no, mi continua ad arrivare tempo zero un'acidità da paura, ora nel caso riceverò anche un bel calcio. Eh, io poi tutto segno! Da grande ne riparliamo quando mi dirai che sono una mamma cattiva perché ti ho messo in punizione. Tu, mi hai fatto sputare acido per 9 mesi quasi, e ti lamenti di una punizione che dura un pomeriggio? Ma non ci provare proprio, ma guarda che ridivento un drago sputa fiamme e non ti conviene!

Poi speriamo di non avere proprio scontri del genere, ma nel dubbio io mi sto realmente segnando tutto quello che sto provando perché ho scoperto che il mio corpo è capace di creare succhi, dolori, rumori che prima non sapevo di poter fare.

"E quindi lo hai sentito muovere? Che figata"

"Sì, Virgi, in realtà ho sentito come delle bolle o delle farfalle ecco per farti capire"

"Praticamente è come avere un alien dentro la pancia!"

"Che cavolo Virgi, io ti parlo di farfalle e tu di mostri? Comunque, sì, mi sa che è uguale"

"Ufficialmente sei entrata nel periodo contatto. Ogni giorno che passa vi conoscerete e stabilirete una connessione tutta vostra. Ora inizia il bello secondo me"

Già è vero, se fino a pochi giorni fa c'era ma era lì innocuo e solitario, ora faremo veramente un lungo percorso tenendoci quasi per mano. Sarà divertente? Speriamo di sì.

12

Sto preparando la borsa, tra un paio di giorni si va in Sardegna. Non porteremo molto anche perché la nostra priorità è mare, sole, relax e chiacchiere. Io veramente ringrazio il cielo che il quinto mese lo affronto il luglio. Una mattina mi sono svegliata con una pancia enorme. Ma veramente, la sera prima tutto normale, la mattina dopo ero una palla con le gambe. Ma che è successo? Cioè, so cosa sta accadendo, ma così dall'oggi al domani è incredibile. La mia fortuna è che in estate mi piace portare vestitini leggeri e ampi; quindi, adesso sono qui che sto tirando giù l'armadio perché la situazione è questa: i vestiti lunghi ancora ancora mi entrano, sperando che domani non mi sveglio con due fianchi da balena altrimenti è finita. I vestiti quelli più corti invece, porca miseria non posso metterli perché praticamente per coprire la pancia si alzano davanti e praticamente sto in mutande. Ma dai, ma come può essere. È come se si fossero accorciati davanti. Questo a righe poi, sembro la tenda di un circo. Ma come mi è venuto in mente di comperarmi un vestito a righe, ma che gusti di merda.

Il letto è diventato una pila infinita di abiti sì e abiti no. I no ovviamente li metterò da parte per la prossima estate (tranne quello a righe che sia chiaro) i sì sono quattro. Forse sono stata un po' frettolosa e severa nella scelta. Aspetta dai, rifacciamo il giro di abiti. Questo è corto, questo è stretto, questo se devo andare in bagno come faccio con la zip. Questo è sintetico e potrei andare fuori di testa. Questo è troppo giusto tra due giorni lo posso solo guardare. Niente, al secondo giro siamo sempre a quattro vestiti. Che palle. Tipo che ho margine per quattro giorni in ufficio il quinto potrei andare con il pareo preso a Minorca. Niente, tocca fare un salto in città per correre ai ripari, poco male, è anche periodo di saldi.

Mando un messaggio sul gruppo delle ragazze

"Urge shopping da panza raddoppiata, culo no, non fate battute perché quello a parte l'inizio ora mi sembra sempre uguale. Chi ha tempo questo pomeriggio dopo le cinque?"

Dopo una cinquantina di messaggi dove abbiamo sforato un attimo con gli argomenti abbiamo risolto che intanto ci troviamo io e Susi e poi le altre man a mano che si liberano ci raggiungono.

Il mondo degli abiti premaman è terrificante. Intanto costano un rene. Ma perché poi!

"La linea fianchi è fatta per seguire le forme guardi le sta benissimo, è un abito che va moltissimo, in saldo viene 190euro"

"Ma chi ce li ha più i fianchi? Io sono un monoblocco spalle-panza-cosce"

"La ringrazio per le belle parole ma non è il mio genere. Non avete qualcosa di più semplice?"

"Potrebbe provare questo modello qui, è un abito lungo in georgette con rouches ricamato veste divinamente, questo così da solo va bene per l'ufficio e con l'aggiunta di una cintura gioiello si trasforma in un abito da sera."

"Mi sa che ho bisogno di due cinture da attaccare una con l'altra però..."

"Ma no, questa sono fili di cintura in perline si adattano e rendono il vestito un gioiello, vede?"

"Sono proprio ignorante in materia mi scusi. Ci da un attimo? Susi che dici?"

"Togliti quella roba ed usciamo da qui ti prego!"

"Adoro la tua schiettezza, comunque le perline mi facevano molto figlia dei fiori, quasi quasi punterei ad un negozietto etnico dove ci sono tutti quegli abiti colorati e ampi, perché non ci ho pensato prima!"

"Lo sai che adesso mi è venuto in mente che una ragazza che viene in palestra da me, sta tornando con calma in forma dopo il parto, mi ha raccontato che sui social c'è un gruppo dove le mamme o le future mamme vendono/comprano di tutto"

"Sì, potrebbe essere interessante più che altro per farmi un'idea di cosa usano e dove lo hanno acquistato. Per i vestiti magari preferisco provarli con calma. Oggi mi sono rotta. Ci penserò nei prossimi giorni"

La sera a casa Susi mi gira il nome del gruppo delle mamme. Clicco sul social e mi iscrivo.

Apriti cielo! Scorro la bacheca per farmi un'idea e comincio a leggere commenti qui e là.

Questo non è un gruppo di mamme, questo è un gruppo di psaico. Molte sono tranquille e vendono cose che presumo sia normali, ma certe sono delle iene.

-Vendo sdraietta della marca tal dei tali usata poco perché il bimbo preferiva stare in braccio il prezzo è questo-

Commenti:

che vergogna, hai già iniziato a viziare tuo figlio. Lo hai tenuto in braccio tutti questi mesi ora vedrai che casino sarà staccarlo da te.

-Vendo tiralatte pari a nuovo causa passaggio a latte in polvere-

Commenti tra i tanti:

ma non potevi tentare ancora un po' col tiralatte? Ma perché iniziare già da appena nati con cose in polvere create in laboratori chissà poi cosa ci mettono dentro. Ma ti sembra giusto?

-Vendo marsupio-

No, ma guarda che 'sto marsupio non vale niente ti credo che lo vendi. Per me non dovrebbero comperartelo.

-Vendo passeggino come da foto-

Sì, ma lo laverai spero? Mi sembra sia tutto macchiato. Che schifo.

Per correttezza aggiungo che la proprietaria ha inserito foto sotto al commento dove effettivamente si vedeva bene che quelle macchie erano in realtà disegni del tessuto.

Più mi soffermavo a leggere e più mi sembrava incredibile che donne, credo tutte mamme, avessero sempre da ridire su qualsiasi cosa. Non erano solidali anzi, alcune sputavano un veleno assurdo. Io solitamente sono una mite e poco social e onestamente su questo gruppo non ci metterei mezza domanda.

Ho continuato comunque a scorrere la rubrica per un po' finché finalmente ho trovato quello che cercavo. Una mamma raccontava che in una viuzza in centro aveva trovato un sacco di vestiti premaman a dei prezzi umani. Diceva che il negozio era aperto da poco e lo consigliava. Ho visto che il post era di un paio di settimane fa e le foto che aveva messo di alcuni abiti erano veramente interessanti. Me lo segno.

Decido di non cancellarmi dal gruppo e di usarlo solo per cercare info o la sera per farmi due risate.

Quando ogni tanto sentivo battute sui gruppi whatsapp delle mamme delle scuole, credevo erano esagerati, porca miseria, i gruppi social invece cosa sono? un campo di battaglia per mamme con isteria galoppante.

E se diventerò anche io così?

Se la gravidanza mi farà andare fuori di testa? No dai, non posso dare la colpa ad una cosa del genere. Mi sa che la gente è fuori di testa a prescindere e sui social sfoga rabbia e frustrazione. Già il mondo reale sa essere impegnativo ma perché devo aumentare la difficoltà incasinandomi anche in un mondo virtuale. Non fa per me. Continuo imperterrita con la mia scelta di vita. Cerco di essere felice, questa vita ho e da tempo ho deciso che ogni tanto devo fermarmi, ascoltarmi e capire esattamente come procedere per non perdere l'obiettivo. Il classico foglio con le due linee sembra una cavolata, ma io lo uso spesso e lo lascio lì in vista. Ogni tanto lo compilo con cose che mi vengono in mente e poi dopo un certo tempo lo controllo e tiro letteralmente le somme. Faccio questo per aiutarmi, per capire cosa funziona e cosa no, per organizzarmi e sì ora che aspetto un bambino per prepararmi a una nuova vita.

13

Fatti i nuovi acquisti in questo negozietto dove veramente la ragazza è gentilissima e vestiti sono semplici, molto carini e soprattutto comodi. Alla fine, ho comperato diverse cosette che userò comunque per tutta l'estate quindi bene.

Sono pronta per preparare la valigia per il mare. Tra due giorni finalmente partiamo. In chat siamo scatenate. Siamo in quattro con una macchina comoda, abbiamo detto che portiamo una valigia a testa ma qua già stanno spuntando borse in più, la chat è rovente.

"Ragazze, io comunque la borsa mare col necessario ce l'ho a parte che sia chiaro"

"Va bene Elena, stessa cosa per me con la borsa per l'allenamento, io ogni giorno mi alzerò alle 6 e andrò a correre, se qualcuna vuole aggiungersi portatevi le scarpe da corsa"

"Grazie dell'invito Susi ma io semmai potrei seguirti rotolando giù per la strada. Io non posso neanche pensare in vacanza di mettermi la sveglia presto per andare a correre comunque"

"Giuli, sei nata pigra lo sappiamo! Ma adesso puoi sfruttare la situazione. Invece quanti vestiti per la sera vi portate e che scarpe?"

Oddio le scarpe. Devo fare un controllo anche con quelle. Ho certi sandaletti così carini. Ultimamente sto mettendo sempre le solite due paia però effettivamente quelli con i brillantini potrei portarli, aspetta che li provo un attimo.

Panico! No, ma stiamo scherzando? Un attimo!

Merda! Non mi stanno i sandali!

Proprio non lo sapevo che in gravidanza ti cresce il piede. Però a guardarlo bene non è che si è allungato ma si è incicciottato. Non ho due piedi, ho due prosciutti.

Ma dai, non è possibile. Ma che schifo, mi esce tutta la ciccia dalle stringhe del sandalo. Io, che ho sempre avuto un piedino da Cenerentola, ora sono come Frodo.

"Buongiorno, posso aiutarla?"

"Sì guardi ho visto in vetrina quei sandali bianchi in saldo, volevo provarli se possibile"

"Certo, che numero le prendo?"

"Ecco, io in realtà avrei un 37 ma mi sono accorta che forse ad oggi il 37 potrebbe essere un po' strettino"

"Ah, non si preoccupi, è normale quando si aspetta un bambino che il piede si gonfi, poi d'estate col caldo e stando magari sedute al lavoro è un attimo. Certo bisognerebbe bere molto per non favorire la ritenzione idrica…"

Praticamente non era una semplice commessa ma un tutto fare specializzata in piedi ciccioni.

"Aspetti qui, vedo cosa ho in magazzino"

Dopo un po' vedo una serie di scatole arrivarmi incontro.

"Allora io sono partita col prendere il numero 39, poi vediamo?"

"Due numeri in più mi sembrano molto, poi vedo tutte queste scatole, ha preso diversi modelli?"

"No, intanto vediamo"

Metto su bella contenta il 39 e ancora il piede sembra un cotechino sotto rete. Inizio a preoccuparmi e ad innervosirmi. Già faccio fatica a mettere su le scarpe, ora neanche mi vanno, girerò scalza per i prossimi mesi già vedo.

"Le passo il 39 e mezzo, vediamo se va meglio!"

Insomma, anche questo non me lo sento comodo, il laccetto mi graffia sulla caviglia.

"Ma forse non è il modello che va bene per me?"

"Può essere, ma per sicurezza le va di provare il 40? Giusto per capire se come numero potrebbe essere quello giusto"

"Sì va bene, sono qua non mi costa nulla provare è che credo che tre numeri più grande sono eccessivi, capisco tutto però mi sembrano delle scarpe enormi"

Le provo e non mi sembra neanche di calzare le scarpe. Sono comode e non mi stringono. Perfette.

Mi guardo allo specchio e non riesco a crederci. Sto comperando un paio di sandali di tre numeri più grandi e riesco pure a camminarci.

"Scusi la domanda ma la vedo pronta sull'argomento, poi, secondo lei la prossima estate i piedi mi tornano normali o avrò per sempre un 37 tramutato in 40 non in lunghezza ma in circonferenza?"

"Tranquilla, non si preoccupi, poco dopo che avrà partorito, tutto piano piano tornerà come prima. Mia nonna mi dice sempre nove mesi per farli e nove per disfarli (i chili e gli esuberi strani)"

"Ah vedi, ma lei ha figli?"

"Ma per carità neanche per idea, con quello che mi ha raccontato del parto mia nonna e mia mamma no grazie, a posto così"

"Mi sa che dovevo venire in questo negozio l'altra estate. No scherzo dai! Però vedi, si scopre sempre qualcosa. Questa novità dei piedi a me nessuno l'ha detta eppure voglio dire è importante!"

Per ogni eventualità ho comperato 2 paia di sandali che poi per la prossima estate visto il numero donerò a qualche troll perché non conosco nessuna con il 40, ma magari siamo noi di questa generazione ad avere un micro-piede.

A casa ovviamente mi riprovo gli acquisti e dai, sono proprio carini, posso abbinarli con tutto. Ho preso un paio bianchi e uno cuoio, adoro il cuoio.

Ora che ci penso però mi viene un dubbio. Io partorirò a novembre quindi dovrò mettere le scarpe invernali… porca miseria e se neanche quelle mi entrano che faccio? Mi rifiuto categoricamente di comperare scarpe invernali 40. Io partorirò in novembre in sandali. Deciso! Dai, non è possibile.

Vado in sgabuzzino dove da brava ho riposto le scarpe chiuse, tiro fuori un paio da ginnastica. Cavolo non mi vanno. Le modifico. Tolgo via i lacci praticamente sradico la liguetta tutta in fuori, infilo il piede. Entra, sono molto strette tipo sotto morsa ma non fa niente mi adatterò. E se nel frattempo si gonfiano ancora di più? Vado in ciabatte e ciao a tutti non potrò mica diventare matta con 'sti piedi e che caspiterina!

Era più semplice quando all'inizio gravidanza mi cresceva il culo devo dire!

"Avete fatto le valige ragazze? Chi porta la piastra? Io ho quella con gli ioni attivi quindi pensavo di portare la mia, vi va bene?"

"Sì perfetto, io porto la protezione solare 50 che non si sa mai e un doposole per proteggere la pelle"

"Che ti serve il doposole se con la 50 neanche lo prendi il sole ti prego"

"Ma che dici? Sì che divento nera ma senza scottarmi"

"Ehi ragazze, ho comprato dei sandali 3 numeri più grandi"

"Ah bello, per chi sono?"

"Per me sono!"

"Come per te?"

"O mi sto trasformando in un uomo oppure sappiatelo che la gravidanza, oltre a dietro e davanti vi fa ingigantire i piedi, ma nessuno te le dice ste cose"

"Vabbè Giuli, se domani ti svegli pure più alta sei a posto!"

"Che chat di amiche spiritose che ho!"

"Non si sa mai, qui stiamo scoprendo ogni giorno qualcosa di nuovo con te"

"A me lo dici? Ogni giorno che passa mi vedo diversa. Dai ci sentiamo domani finisco un due cosette"

"Ciao a tutte"

"Ciaooooooooo"

14

Partite. Finalmente vacanza. Elena col suo macchinone ha fatto il giro e ci ha prese tutte. È il nostro momento, che bello. Oggi intanto andiamo a Livorno, faremo un girettino e poi a letto presto che la mattina dopo dobbiamo imbarcarci.

Le previsioni del tempo sono ottime, il mare lo danno calmo. Metto in previsione tutto visto che tra auto e mare potrei avere dei momenti di nausea. Speriamo di no, solitamente sto bene.

Il viaggio in auto è veramente piacevole ascoltarle mi diverte sempre molto. Ovviamente Clara ha preparato una play list di canzoni che ci accompagneranno per tutta la settimana.

Lei ha un ottimo gusto e poi devo dire che questa volta è stata brava. Ha messo moltissime canzoni italiane così ogni tanto ci interrompiamo e parte il coro.

Cantare con loro come facevamo da ragazzine mi riporta a quando andavamo al parchetto e Clara iniziava ad elencarci tutti i possibili concerti previsti da lì a sei mesi.

Lei è sempre stata un'appassionata di musica italiana e devo dire che negli anni ci ha portato a vedere spettacoli indimenticabili.

Siamo state anni fa al concerto di Elisa e quando ha cantato "A modo tuo" ci siamo ritrovate a piangere a dirotto e i brividi lungo tutte le braccia.

Ma le parole di quella canzone cosa sono?

Con gli ormoni scassati che ho in questo periodo se la risento mi ricoverano.

Ho visto giorni fa una vecchia pubblicità dove una bimba sotto un diluvio universale trova un piccolo gattino fradicio e lo porta a casa. Ho pianto e sono andata a vedere se nella mia città il gruppo delle gattare è ancora attivo o ci sono piccoli mici sperduti e affamati.

Ma quando mai io mi sono occupata di mici randagi poi? E soprattutto la devo finire di iscrivermi a dei gruppi che poi non seguirò solo perché sono stata catturata dall'onda emotiva non del momento ma del secondo, anche perché un attimo dopo aver fatto questa ricerca ho controllato quali sono le marche di cibo migliori per i micetti, da lì mi sono apparsi sconti convenienti in un noto ipercoop vicino a casa mia che guarda caso la settimana successiva proponeva vasta scelta di gelati confezionati moooolto interessanti a dei prezzi moooolto bassi.

Sono entrata nel gruppo -sconti convenienti dove trovarli-.

Quindi, nel giro di un quarto d'ora sono passata da una bimba sotto il diluvio con gatto in mano a gattare in zona, a cibo per micetti a gelati scontati da non perdere.

Sto sclerando, non è possibile che non sono capace di concentrarmi mezzo secondo in più su un argomento che mi parte una trafila di situazioni che si concludono solitamente con qualcosa di dolce che comprerò, mangerò e non mi pentirò.

"Questo amoreeeee è una camera a gas

È un palazzo che brucia in città

Questo amore è una lama sottile

È una scena al rallentatoreeeeeee"

È partito il coro da stadio. Qui non si può non chiudere i pensieri e lasciarsi trasportare dalle note. Qui c'è un pezzo di storia della nostra vita.

La musica ci ha accompagnate in tante avventure. Rievoca ricordi e momenti che forse solo determinati cibi e gusti riescono a fare.

La musica ha un potere enorme. Mi può rilassare quando ho bisogno di staccare un attimo da pensieri difficili, mi fa divertire quando sento un ritmo che mi piace e mi ritrovo a ballare per la casa, mi fa commuovere quando ascolto certi cantautori italiani. Sono dei poeti che ti toccano il cuore e te lo sostengono. Le canzoni hanno la capacità di curare ferite che le parole da sole non riuscirebbero mai.

Molto spesso sento dire che la musica è diventata la colonna sonora di quella situazione o di quel momento.

Anche io a casa ho sempre musica. A parte che mi fa una compagnia enorme e non mi riempie la testa di messaggi strani che in tv sono soliti dare.

Io ascolto di tutto ed ora che ci penso anche i tormentoni estivi mi piacciono e mi mettono allegria, per non parlare delle sigle dei cartoni animati. Lì sono imbattibile. Posso reggere un concerto intero senza sbagliare mezza parola. Con i cartoni animati sono sul pezzo di brutto e sul cellulare ho una play list che è una chicca.

"Ragazze, possiamo al prossimo autogrill fermarci, ho bisogno di fare pipì"

"Certo Giuli, anche io devo sgranchirmi un po' le gambe"

Scendiamo dalla macchina e ci dirigiamo dentro quello che sembra più un centro commerciale che un semplice autogrill. Nuovo di pacca, super moderno, però, che roba!

"Qualcuna vuole caffè?"

"Io sì ma prima devo andare in bagno"

Mi dirigo in quello che non è un bagno ma un'area immensa tutta ipertecnologia. I lavandini hanno due rubinetti uno spara fuori il sapone, uno l'acqua e un affare un po' più in là con un sensore ti asciuga le mani. È tipo modalità guardami e non toccarmi.

Trovo un bagno libero ed ovviamente mi appresto a decorare con la carta igienica il contorno wc, solo che, mentre lo faccio il sensore dietro al gabinetto fa partire lo sciacquone in continuo. Un attimo santa pazienza, aspetta che la faccio almeno, ho una procedura da seguire io.

Dai, sono pronta, finalmente faccio pipì, tanta pipì. Non ne potevo più.

Mi alzo, dovrei uscire ma il gabinetto non scarica. Scusa un attimo, ma che cavolo, fino a prima hai tirato giù il Niagara e adesso deserto. Cerco di fare gli stessi movimenti di prima sperando che si attivi qualcosa. Nulla, tutto fermo. Muovo le mani davanti al sensore, lo pulisco con un po' di carta, niente. Faccio finta di sedermi e poi mi rialzo ma niente. Ma daiiiii, sono in bagno da dieci minuti e 'sta roba non funziona. Ci sarà un bottone da qualche parte per scaricare manualmente, devono averlo messo, magari nascosto ma non può essere che non ci sia.

Nulla non c'è nulla di nulla. Io odio lasciare i bagni sporchi, proprio mi sembra incivile ma non so che fare. Sto saltellando da un po' ma non succede nulla.

Vabbè io esco, che posso fare? Ascolto se c'è qualcuno fuori, mi secca fare brutta figura, non sento rumori.

Apro la porta e porca vacca mi trovo davanti una signora minuta che, come sto per uscire, guarda il bagno e mi fa una faccia storta.

"Senta, mi spiace, sono 5 minuti che mi muovo in sto gabinetto e non si attiva nulla, se vuole entriamo assieme e facciamo un passo a due perché io da sola non riesco a calare l'acqua"

Lei mi guarda, e procede cercando altri bagni liberi. Io mi giro verso il vater, lo guardo con tutto l'odio del mondo, faccio un passo avanti "vaffanculo tu e la tua tecnologia di merda". Lui si attiva. Tira giù tanta di quell'acqua che potevo farmi una doccia. Comunque, bastava dirlo che l'altra alternativa era insultarlo, ci mettevo meno.

"Ehi Giuli tutto bene?"

"Guarda, lasciamo perdere. Un'avventura in bagno…"

"Quindi tu stai bene?"

"Ma sì. È tutto a sensori e l'acqua del gabinetto non veniva giù in nessuna maniera ma ho scoperto che se la mandi a fanculo si attiva!"

"okay, vuoi un caffè?"

"No guarda mi credi che in realtà mi scappa di nuovo pipì ma col cavolo che ci ritorno là dentro, lasciamo perdere".

Ripartiamo, riprende la play list e io questa volta decido di rilassarmi un pochino. Siamo appena a metà strada, mi concentro sulle note e mi lascio abbracciare da Morfeo.

"Bella addormentata ci sei?"

"Che succede?"

"Siamo arrivate!"

"Davvero? Di già?"

"Hai dormito più di due ore. Stasera che fai vai a ballare?"

"Ah, non ti preoccupare io sono capace di prendere sonno anche dopo aver dormito ore. Sono una campionessa in questo".

"Approfitta adesso che dopo quando nascerà, se non è in linea con te sarai a pezzi, anche se noi ovviamente ti verremo in soccorso"

"Grazie ragazze, comunque io ho due bisogni, pipì e cibo"

"Porca miseria Giuli, sei veramente basica come i bambini, mi fai tenerezza"

"Grazie, sono tornata ai bisogni primari. Tutto il resto è superfluo".

Qualcuno ha detto caciucco?

Ma che piatto spettacolare mi hanno portato? E il pane caldo aromatizzato? Che meraviglia. Ho le papille gustative in assetto da combattimento. Sono pronte a farmi scoppiare una guerra di gusti in bocca.

"Ma quanto buono è 'sto piatto ragazze! volete assaggiare?"

"No grazie, vediamo sì che te lo stai gustando"

"È orgasmico"

"Meno male visto che mi sa che sei in carenza…"

"Esatto, e il cibo è un valido alleato guarda"

Mentre mangio uno dei caciucchi più buoni mai assaggiati sento movimenti in pancia. Secondo me anche tu ti stai facendo una buona scorpacciata e sai che ti dico, un bicchierino di vino vicino ci farà apprezzare ancora di più questa preziosa cenetta.

"Bello tosto 'sto vinello!"

"Sì veramente, meno male che non dobbiamo guidare adesso altrimenti una di noi doveva rinunciare"

Non so perché tutte e tre d'istinto si sono girate verso la sottoscritta. Hai capito qui le amiche, mi avrebbero fatto stare a stecchetto per un paio di chilometri di macchina.

"Sei incita, sei la persona giusta per bere acqua"

"Ma fatela finita".

Io non sono una che usa bere spesso alcolici ma non sono nemmeno astemia. Riconosco però che il vinello qui era bello potente.

Ci alziamo per andare e wowwwww mi gira tutto. Mi è andato in testa di brutto. Eppure, ho mangiato.

"Che siluro ragazze, sono brilla, ho la pancia così leggera, mi sento fluttuare, che figata"

Arriviamo in stanza ridendo e scherzando.

"ma come è possibile che così poco vino mi sia andato in testa?"

Mi sa che anche questo è uno scherzetto della gravidanza. Probabilmente assimilo in maniera diversa, forse più veloce, oppure con più fatica, non lo so, sta di fatto che è un'esperienza che stasera non mi aspettavo.

La mattina dopo ho un mal di testa neanche avessi fatto serata ballando e brindando tutta la notte. Mi sento un mezzo straccio e questo non è positivo visto che dobbiamo imbarcarci.

Però dai, voglio essere ottimista. Non esagero a colazione anche perché sono tutta sottosopra.

Via in macchina pronte per salire sul traghetto. C'è una marea di gente, ci sono diverse file di auto, tutto procede abbastanza bene. Parcheggiamo e saliamo. Più che un traghetto sembra una nave da crociera. Ci sono negozi, ristorante, piscina esterna. Devo dire che è molto bella, non me lo aspettavo.

Mai avuto il mal di mare senza che ci sia il mare mosso? Io sì. Voleremo mica farci mancare nulla?

Otto ore di navigazione non sono una tragedia, questo no se sei in stato interessante e se oramai hai chiaro che tu fino ad un paio di mesi fa comandavi perfettamente il tuo corpo e sapevi reagire ad ogni evenienza, ora invece il tuo corpo non è più tuo, è abitato e l'inquilino ha deciso di non stare alle regole e anzi appena può mi fa capire netto e chiaro che ora qui comanda lui ed io subisco. Punto e fine della discussione.

"Mi fischiano le orecchie, anche a voi?"

"No, per la verità no!"

"Che strano. Vabbè andiamo a prendere un po' d'aria nella parte davanti della nave? Come si chiama prua? Può essere?"

"Sì dai, lasciamo un paio di cose in cabina e usciamo, è una bellissima giornata".

"Ma tu Clara la senti sta pressione come se ti spingessero in basso?"

"No Giuli, ma è tutto a posto?"

"Boh, sento robe"

Un secondo dopo mi ritrovo in ginocchio con gli occhi spalancati. Le orecchie mi fischiano e non sento nulla. Capisco che c'è Clara vicino a me ma non riesco a metterla bene a fuoco. Vedo tutto ribaltato, colori mescolati, mi sembra di essere in un fumetto.

Pian piano mi riprendo. Sento freddo sulla nuca e sui polsi. La pressione che mi teneva a terra mi sta abbandonando e il fischio inizia a diminuire.

"Giuli, mi senti?"

Faccio di sì con la testa con uno sforzo tremendo. Ma che succede?

Le immagini riprendono le loro forme abituali e vicino a me oltre alla mia amica vedo due divise bianche. Che bello sembra una scena di Love Boat, lo guardavo sempre.

"Come si sente?"

"Come se mi avesse investito un tram, però sto bene, è stata una sensazione mai provata prima, non so spiegarvelo"

"In nave succede spesso non si preoccupi. Ha avuto un abbassamento di pressione e si è sentita schiacciata. Ora le portiamo un caffè nero con lo zucchero ed un po' di acqua fredda e si sentirà meglio. Potrà succedere ancora in navigazione, quindi, stia sempre in compagnia di qualcuno che può aiutarla immediatamente"

"Vi ringrazio"

"Giuli, mi hai fatto prendere un colpo, mannaggia a te"

"Clara, ma sai che ho provato una roba incredibile? Come te lo posso spiegare? Hai presente quando in aereo decolli e ti senti spingere sul sedile? Ecco solo che io venivo schiacciata a terra. Ma è stata una roba incredibile"

"Ne parli come se fosse stato bello"

"Non è stato bello perché mi sentivo bloccata ma è stato interessante provarlo. Hai presente quando dal dentista lui con uno strumento ti tocca quel punto del dente che ti fa male ma in realtà ti piace. Ecco uguale!"

Clara mi guarda come fossi impazzita completamente.

"Hai capito cosa intendevo?"

"Sì ho capito, ma io ho paura del dentista quindi se nella stessa frase metti dentista e piace le mie sinapsi non recepiscono"

"Ma scusa, tu sei una veterinaria e hai paura del dentista?"

"E cosa c'entra? Io lì non sono mai tranquilla mentre quando opero io sì"

"Poi quella strana sono io".

Dopo questa ennesima figura meravigliosa mi riprendo e una volta tranquillizzate le ragazze optiamo per una bibita fresca e per ingannare il tempo una bella partita a burraco.

E qui vi voglio. Io a carte sono una bestia. Ogni volta che giochiamo è un casino o, meglio, loro si innervosiscono mentre io le guardo compiaciuta.

La loro teoria è che ho culo, la mia è che semplicemente penso alla carta che mi serve e mi arriva. Non è culo, è così. Lo dico sempre alle ragazze di pensare alla carta che poi arriva. "Senti Giuli ma sai dove puoi andare con i tuoi consigli sul gioco?"

Per non creare situazioni si fa a sorteggio per fare le due squadre. Quella più competitiva ovviamente è Susi. Sarà per la sua vita in palestra fatta di sfide quotidiane ma giocarle contro vuol dire aver miss incazzosa che ad ogni carta pescata o scala calata ti ringhia dietro.

Per la verità non è mica vero che vinco sempre, è che loro oramai si sono fissate su 'sta cosa e quindi chi gioca in squadra con me inizia a fare mezzi sorrisetti come a dire: "Dai Giuli, pesca la carta giusta che facciamo burraco e poi io chiudo" ma non funziona mica così, sono io che decido quando pescarla, mica tu. Scherzo! Però intanto due mani le abbiamo vinte. Ecco!

15

Ma vogliamo parlare di baby shower?

Io veramente non ne parlerei ma sta diventando una moda (perché questo è) ridicola. Concordo sul fatto che non c'è nulla di male e che al mondo la gente fa cose peggiori di questa però qua si sfiora l'assurdità.

Ricordo che nonna mi aveva raccontato che all'epoca del giurassico la sua mamma aveva preparato negli anni un baule con cose bianche all'interno. Queste cose erano il corredo per quando si sarebbe sposata e avuto figli. Nonna mia, il baule lo ha ancora in camera sua. Quando lo aprì, dopo le nozze ci trovò dentro un lenzuolo matrimoniale bianco, una coperta di lanetta bianca, una sottoveste e dei piccoli corredini per un futuro bebè. Tutine, calzettine e berrettino tutto rigorosamente candido.

La mia bisnonna, da chiarire non era del sud (dove ha un valore questo baule in ogni famiglia) ma aveva saputo di questa usanza da una sua zia sposata con un siciliano e così aveva pensato che non fosse male come idea per ammortizzare negli anni questa raccolta importante di cose che sarebbero sicuramente servite. Visto che non si viveva nell'oro, avere il tempo (diciotto anni buoni sono lunghi e danno la possibilità di creare il baule che si desidera donare) era un vantaggio da sfruttare per non arrivare al giorno del sì senza nulla in mano.

Tutto questo pensiero era per dire che già all'epoca la mia bisnonna è stata una pioniera nel recuperare un'usanza altrui e farla sua, tempo zero poi in zona molte mamme le copiarono l'idea.

La festa del baby shower invece che io sappia qui da noi non si usava. Si faceva una cosa sobria e in compagnia di poche persone. Solitamente la futura mamma chiamava a casa le amiche che davanti a pasticcini e caffè riceveva dei piccoli doni per il nascituro. Anche lì per non sbagliare bianco e giallo erano i colori predominanti. Un bel cin, baci abbracci e fine.

Ora no. Ora in rete si vedono video incredibili. Apro tra l'altro una parentesi. Io non è che 'sti video li cerco ma il mio cellulare mi spia. Ha capito che sono incita e mi bombarda di notizie sulle statistiche di nascita, pubblicità per infanti, eccetera. L'altro anno la prima bambina nata in Italia l'hanno chiamata Suri come la figlia del signor Mission Impossible. Era una notizia che non mi potevo perdere e che il mio cellulare ha tenuto per giorni come prima immagine quando aprivo google.

Alla fine, però, ammetto che qualche video di queste feste per sapere se sarà lei o lui l'ho guardato. Intanto non possono mancare sullo sfondo due scritte giganti possibilmente in inglese perché fa più scena boy-girl, poi una quantità esagerata di palloncini rosa e azzurri sopra ogni scritta. I futuri genitori vestiti come andassero a un matrimonio e se la famiglia già comprende altri bambini, tutti in abito da cerimonia addobbati come bomboniere per 3 minuti di video.

Parte un sottofondo musicale a scelta e inizia la suspance. Il più delle volte la futura mamma ha un pallone gigante nero in mano dove dentro ci saranno dei cuoricini azzurri o rosa.

Tre – due – uno .... Oh no, aspettate sono troppo emozionata, rifacciamo. Tre – due – uno e il papà buca il pallone.

Una nuvola di cuori rosa avvolge la mamma. Partono fuochi d'artificio e fumogeni rosa. Tutti piangono è un momento così toccante.... Click

Video finito, grazie a tutti potete smontare tutta la baracca qui.

Sono venute bene le riprese altrimenti si rifà! Sono venute bene. Ottimo è fatta, grazie a tutti. Andiamo a brindare, ciao!

Mi sembra tutto così finto, così poco importante. Io ci penso spesso al giorno che mi diranno se aspetto un bimbo o una bimba. Vorrò avere una persona cara vicino per condividere la notizia e vorrò poter concentrarmi su chi finalmente vivrà con me nei prossimi anni. Piangerò di felicità e avrò il tempo di asciugare quelle lacrime senza la pressione di un ciack. Non avrò bisogno di un video celebrativo perché me lo ricorderò per tutta la vita. Conserverò quel momento nel mio cuore e sarà solo mio.

Sto imparando che la gravidanza e il mondo dei genitori in generale è una giungla di pensieri e atteggiamenti. Non esiste un codice o una regola precisa e quello che va bene per una famiglia non è detto vada bene per un'altra.

Vivo in un periodo storico dove si tende a spettacolarizzare tutto. Io preferisco tentare di tenere alcune cose solo per me. Ho bisogno di capirmi e darmi dei tempi che sicuramente per altre future mamme sono troppo lunghi o non necessari.

Sono mesi che mi guardo ed ogni giorno mi vedo diversa, scopro cose di me che non sapevo. Il mio corpo è in trasformazione, fuori dal mio controllo, prende forme e misure che non ho avuto mai e devo conviverci, imparare a gestirlo.

Avere un pancione così davanti, è ingombrante. Se per caso ti siedi su un divano che è un po' sfondato tu, per rialzarti da lì suderai e ti innervosirai tanto che da quel momento in poi fuori di casa solo su sedie rigide poggerai il tuo sedere.

Io i piedi non li vedo da un po' e meno male viste le dimensioni che stanno prendendo. Non parliamo dell'inguine. Devo spostare la pancia con l'altra mano e controllare di essere in ordine. Non si sa mai che qualche amico peletto resiste alla regola che, quando sei incinta non si cresce.

È così importante poi sapere prima il sesso? Per molte persone è fondamentale perché si tramanderà o meno il cognome, perché magari si ha già un altro figlio e lo vuole sapere oppure più semplicemente perché scatta la scelta nome.

Il nome dei figli ha due strade. O antenati e quindi nomi tramandati della famiglia, o gente famosa.

I nomi tramandati sono storici e spesso impegnativi ma sono carichi di sentimento e sanno proprio di casa.

Se per generazioni i primi maschi di famiglia si sono chiamati Marco e ad un certo punto si interrompe la scia degli ometti e nasce una femminuccia, sarebbe a mio avviso meglio evitare di chiamarla Marca perché lì cadono tutti i buoni sentimenti e destinerà la povera Marca ad una vita del piffero. Se poi da piccola qualcuno mosso da amorevole sentimento oserà anche darle un diminutivo, va da sé che Marchetta diventa anche peggio. Non posso neanche pensarci. Povera creatura!

Non è che poi con i nomi famosi la situazione migliora. Quando ero ragazzina, avevo conosciuto un mio coetaneo al parchetto. Si chiamava Rig, proprio "erre" "i" "gi". Sua mamma era una appassionata di una famosa telenovela ma evidentemente non era altrettanto ferrata in inglese. Morale della favola io e

Rig siamo diventati molto amici e lui mi ha sempre detto che a 18 anni cambierà nome.

"Preferisci Thorne? No dai scherzo!"

Questa era la battuta infelice che gli facevo spesso. Non ha mai riso però!!

Comunque, a parte questa parentesi interessante, il mondo dei nomi è un argomento molto frequentato da chi aspetta un bimbo o da chi conosce qualcuno che è lì lì per partorire.

Tutti hanno un suggerimento in merito. Tutti hanno il nome giusto tranne tu che sei sua madre e dovrai chiamarlo ogni giorno per il resto della vita.

Poco tempo fa ero a fare due robette di spesa e ad un certo punto ho sentito una voce chiamare:

"Contessaaaaaa, Reginaaaaaaa, dove siete?"

Mi sono fermata di botto e ho pensato no dai, non è possibile che questa donna ha chiamato le sue figlie così.

"Contessaaaaaa, Reginaaaaaaa, venite subito qui!"

Presa anche io dal richiamo mi sono avvicinata per vedere la scena pensando a 'sto punto di trovarmi davanti la futura Regina Elisabetta terza e la Contessa di Castiglione versione moderna. Eccole lì, le due future reali alte meno di un metro, ma avranno tempo per le altezze in tutti i sensi. Sono due gemelline dal visetto furbo e a quanto vedo anche due pesti. Sedute tranquillamente per terra, hanno aperto un pacchetto di caramelle e lo stanno mangiando ridacchiando.

Non manca loro l'istinto di sopravvivenza e anche il gusto. Adoro anche io i coccodrilli gommosi bimbe, ottima scelta!

Mi sposto dalla corsia perché comunque non vorrei trovarmi nei panni della mamma che presumo non sarà felice della scena.

Un altro punto fondamentale da non sottovalutare sono i nomi dei famosi che hanno dato nomi particolari ai propri figli e qui la trama si complica.

Pensa se la mamma delle due bimbe reali di prima le avesse chiamate all'italiana (vedi il Rig di turno) Guinet ed Eppol. Che, se proprio vogliamo essere precisi sarebbero Benedetta, che ancora ci sta e Mela. Benedetta Mela mi ricorda tanto Maledetta primavera, non so perché!

Scopro mio malgrado che molte persone si sono fatte ispirare proprio da canzoni e hanno pensato di chiamare così i loro piccoli. Diamo il benvenuto ad Albachiara, tesoro della mamma. Margherita (perché lei vuole la gioia, perché lei odia il rancore), Gloria (manchi tu nell'aria), ma non dimentichiamoci di chi ha concepito la creatura in Francia e quindi è nata Paris. Chi ha dato il nome di un ponte famoso americano o per le persone più terra terra come me il bimbo si chiama come il pacchetto delle gomme da masticare che comperavo in tabacchino.

Vanno di brutto anche i colori. Soprattutto il blu. Lo si abbina fronte retro ho scoperto. Quindi troviamo BluMaria ma anche Mariablu che deve far parte della famiglia dei puffi stellina cara.

Sicuramente i più terribili sono quei disgraziati, sì perché veramente si è al limite del lecito! Quei poveracci che hanno già un cognome difficile e i genitori hanno deciso di portare in trionfo anche il nome così in questo mondo di matti troviamo la piccola Petra Sasso e suo fratello Sasso Lino, il piccolo Massimo Voltaggio, Pino Silvestre, ultimo della lista di nome e di fatto secondo me: Felice Mapoco.

Siete già partiti con un netto svantaggio ma non temete, avrete modo e maniera di vendicarvi un giorno. Fatelo!

Io per il nome sono proprio in alta marea, certo, qualche idea ce l'ho ma nulla di concreto. Ho ancora così parecchio tempo davanti, mi sembra di essere incinta da una vita. Il traguardo è ancora lontanissimo.

16

Le vacanze con le ragazze sono volate. Il mare lì è proprio un cristallo prezioso. Gli zii di Elena ci hanno lasciato una casa molto bella, tutta colorata con un bel giardinetto dove, si godeva di un'ombra creata dalla natura rigogliosa che era una manna.

La mattina Susi come anticipato si alzava prima di tutte e andava a correre. Che tenacia 'sta donna, mamma mia. Io da grande pigrona ero l'ultima ad alzarsi. Devo dire che ho ricevuto un trattamento inaspettato e molto prezioso.

Ogni mattina al rientro dal suo allenamento Susi, dopo una doccia rigenerante preparava delle colazioni stupende. Cappuccino, fette biscottate con marmellata bio alle fragole, yogurt magro con a parte macedonia di frutti rossi e una spremuta fresca.

"Giuli, la colazione è uno dei pasti fondamentali della giornata. Se già dalla colazione impari a prendere i tuoi tempi e a dedicarle il giusto gusto, inizierai la giornata con un altro spirito"

Susi ha perfettamente ragione. Non credo sia solo dovuto al fatto che ero in vacanza con le mie amiche in un posto con un panorama paradisiaco, ma anche solo la colazione mi metteva di buon umore. Mi sentivo sazia ma non piena da rotolare.

Sugli orari da gestire sono ancora un po' in difficoltà. Ad esempio, non è un bene in luglio con il caldo andare in spiaggia nelle ore centrali, ma io, o andavo in quel momento oppure la sera.

Mi cospargevo di crema protettiva e via. Avevamo scaricato una app sul telefono che la sera prima per la mattina dopo ci permetteva di prenotare ombrellone e sdraio nella spiaggia fronte casa. Devo dire che come pensata non era male.

Decisamente c'era molta gente, ma insomma cosa si può pretendere? Tutti hanno diritto di fare le vacanze e i mesi questi sono.

Ho passato molte ore a mollo in acqua a chiacchierare sia con le ragazze ma anche con altre persone. La sensazione della pancia in acqua è bellissima. Intanto pesa molto meno e avevo come l'impressione di essere nella stessa condizione di chi c'è dentro di me ed è avvolto in un liquido. Anche io ero completamente circondata da un liquido tiepido, piacevole!

Il mare mi piace moltissimo, già solo il rumore delle onde mi ha sempre donato delle belle vibrazioni. Non avevo neanche pensato che nuotare o semplicemente stare a galla mi avrebbe avvicinato alla vita che sto portando in grembo.

Solo se aspetti un bimbo percepisci certi momenti come magici. Quante volte ho nuotato e mi sono rilassata in acqua ma mai avevo pensato che i movimenti che facevo, la lentezza che ci vuole a spostare una gamba sono cose primordiali che avevamo già fatto quando ancora non sapevamo camminare o parlare. Nel liquido noi lo facevamo ma abbiamo rimosso tutto. Ora io mi sentivo come in una grande pancia ed ero felice.

Un paio di sere siamo uscite a cena fuori ma devo dire che eravamo più propense a mangiare nel giardino di casa gustando il momento sia per quanto riguardava le pietanze che comunque preparavamo molto bene, che per l'ambiente e la compagnia. Cucinare in quattro per quattro sembra complicato ed invece devo dire che è stato molto meno faticoso. Ognuno si occupava di qualcosa, la tavola si preparava in poche mosse. Non era niente male. Le serate a chiacchierare a tavola poi sono le migliori.

Siamo amiche veramente da una vita, conosciamo tutto di noi e quindi i discorsi spaziano dal "Ma ti ricordi Clara, quella volta quando sei caduta dalla bicicletta e non volevi tornare a casa non perché avevi rotto il braccio ma storto il manubrio".

"Cavoli se mi ricordo, la bicicletta me l'avevano appena presa, non con poco sacrificio per la promozione. Il giorno dopo prendo una buca e mi ritrovo a terra dopo un volo. Che pianti! Ma mica per il braccio, per la bici!"

"E ieri, la signora della pasticceria vicino al bar che torta pazzesca ha messo in vetrina? Ero con le bave!"

Passavamo da palo in frasca argomentando tutto. Non c'erano filoni comuni. Si parlava di quello che si voleva senza filtri.

Ho fatto una scorpacciata di buon cibo, tanto mare e complicità femminile. Sono bellissimi questi momenti dove noi siamo solo e semplicemente Giuli, Elena, Clara e Susi: le quattro amiche dei giardinetti.

"Ragazze, qualsiasi cosa la vita ci riservi, non dobbiamo mai smettere di trovare del tempo per noi quattro. È troppo importante e fa proprio bene al cuore"

"Assolutamente è un appuntamento a cui non dobbiamo rinunciare".

E davvero lo pensavamo e lo volevamo. Da quando abbiamo iniziato ad essere indipendenti, una volta all'anno, un paio di giorni ce li concedevamo e nei momenti migliori anche vacanze intere proprio come questa in Sardegna.

Ne abbiamo presi di aere negli anni e fatto chilometri.

Nelle città avevamo stabilito che più di quattro giorni non servivano a meno che proprio non si voleva minuziosamente vedere musei, chicche particolari locali. La Spagna è stata una delle prime mete appena abbiamo capito che eravamo in grado di organizzarci.

Barcellona ci accolse con il suo sole stupendo e i colori di Gaudì. Meravigliosa città.

L'anno dopo il fratello di Clara era a Londra per lavoro e andammo a trovarlo. Quella città catturò da subito la mia attenzione. Era piena di gente ma non caotica, tutto parlava dei reali. L'ho frequentata moltissime altre volte dopo quella lì.

Abbiamo visitato la caldissima Grecia piena di storia e il rude Marocco, terra preziosa e importante da scoprire.

L'Italia in lungo e il largo. I dolci di Napoli ce li ricorderemo per sempre. Roma capitale non poteva mancare come neanche Firenze città affascinante come una bella donna di classe.

Ci siamo divertite ad Ibiza ma lì, eravamo più giovani ed avevamo voglia di fare festa toda la noche.

17

Rientrate a casa, la solita vita ci ha catturate. Il ritorno al lavoro dopo una settimana di vacanza è leggermente pesante. Io poi riesco a staccare da tutto in una maniera formidabile e rientrare nell'ottica della routine mi scoccia. Però, questa è la mia vita reale e così bisogna procedere.

In città fa molto caldo e lo sbalzo di temperatura che ricevo quando entro in ufficio e semplicemente nel supermercato è potente. C'è un divario di gradi da far paura.

Sto attenta a bere molto in modo da idratarmi il più possibile. Cerco di mangiare frutta ma mi sono accorta che mi crea fastidi si stomaco. Con queste temperature non ho molta voglia di cucinare, non ho neanche molta voglia di mangiare ed è strano perché non ho mai avuto di questi problemi.

Per fortuna la prossima settimana avrò la solita visita di controllo mensile così farò tutte le domande del caso.

"Ciao mamma, come stai? Lo prendiamo un gelato assieme?"

"Certo tesoro, che bella abbronzata che sei. È andata bene la vacanza quindi!"

"Sì, come sempre molto bene"

"Ti ho preso una cosa Giuli!"

"Davvero? Cosa?"

"Tieni, apri!"

Scarto il pacchetto e guardo mamma senza fare cerimonie.

"E' una camicia da notte nuova, ti servirà quando andrai all'ospedale. Anzi, come sei messa a completini mutande e reggiseno?"

"Mamma ti ringrazio, ma non devo mica andare a fare una sfilata di biancheria intima. Anche se avrò mutande nere e reggiseno rosa non credo sarà un problema".

"Ma sarai visitata da medici, dovrai essere in ordine"

"Mamma, già adesso sono visitata dai medici e le mutande me le tolgo quindi posso mettere che colore voglio senza ansie da prestazione"

"Ussignur, ma sono le basi amore. In ospedale si va in coordinato"

"Io sono scoordinata da sempre, non posso farci nulla. Mamma dai su. Ti ringrazio per il regalo, è molto carino ma non comprerò mutande e altro nuovi solo per stare un paio di giorni in ospedale. Andrà bene quello che sto usando"

"Va bene come vuoi"

Continuiamo a parlare del più e del meno quando ad un certo punto mamma diventa malinconica.

La sua preoccupazione è nonno Gianni. Effettivamente negli ultimi tempi ha iniziato a perdere qualche colpetto. Con una scusa è stato preso un appuntamento dal dottore per una visita di controllo sperando ovviamente sia tutto sotto controllo.

Nonno Gianni era quello che da piccola a mezzanotte la sera di Natale si vestiva col famoso vestito rosso e la barba lunga e mi portava un sacco di juta con dei giochi dentro.

Nonno Gianni veniva al mare con me e la sera mi portava a pescare.

Mi ha insegnato a leggere l'ora sugli orologi non digitali. Mi ha fatto capire l'importanza del tempo e della stupidità nel sprecarlo.

È sempre stato un grandissimo lavoratore, stimato nel suo ambiente lavorativo. Essere umano di grande spessore e dignità. Provo un amore profondo verso questo uomo che ha saputo donarsi completamente alla sua famiglia.

Solo immaginare nonno in difficoltà fisiche mi metteva a disagio. Ovvio non siamo eterni, questo lo so, ma egoisticamente proprio ora che aspetto una creatura vorrei sapere che nonno ci sarà e godrà della gioia della nascita di un nuovo membro della famiglia.

Vorrei fosse un progetto comune, arrivare a scadenza per poi essere tutti invasi da quest'ondata di amore ed euforia che porta una nascita. Nessuno escluso, nonno Gianni ora non deve cedere perché mai come in questo momento ho bisogno di averlo vicino.

Cerco di rassicurare mamma. Non è più un giovanotto ed ha tutto il diritto di perdersi ogni tanto, ci saremo noi a vigilare e a sostenerlo.

Intanto è meglio aspettare di sentire il parere del medico.

Il giorno dopo, decido finito il lavoro, di passare dai nonni. Voglio vedere con i miei occhi com'è la situazione.

Entro in casa ed è come entrare in una macchina del tempo. Per terra quei piastrelloni a macchie bianco e nero che per lo sporco sono una manna, devi cercarlo con la lente d'ingrandimento.

I mobili della cucina leggermente bombati e giallo chiaro. La cucina economica di quelle grandi con una cappa che ti aspira via anche il sentimento. Il lavello in pietra l'ho sempre adorato. Nonna tiene casa come una bomboniera. Tutto lustro con centrini sotto ogni suppellettile.

Nonna Violetta è una donna minuta ma con una forza incredibile. La sua memoria è di ferro e se mai le doveste fare una promessa e poi per cause non vostre questa non viene mantenuta attenti a voi. Subirete le conseguenze nei secoli dei secoli.

In questa casa, la parola data vale più di un contratto firmato col sangue. Quello che dici lo devi onorare o sarai una persona non da rispettare e il rispetto, una volta perso, riconquistarlo sarà un'impresa.

Ne sa qualcosa il fratello di nonna che un malaugurato giorno le aveva promesso di portarla ad un mercato dove veniva un produttore di formaggi molto particolari. Purtroppo, quella mattina nonna Viola rimase in strada ad aspettare suo fratello per più di un'ora. Lui si era addormentato causa lavoro straordinario notturno. Nonna non gli rivolse la parola per due anni.

Quando vado da loro, per fortuna non mi sento sotto pressione. Non ho promesse da fare. Ci vado per il piacere di vederli e per sentire quel profumo di casa che mi piace così tanto.

Il caffè è in tavola e nonno Gianni prende dal frigo il solito vassoio di dolcetti. Queste sono le gioie della vita, me lo devo ricordare.

Mi chiedono se procede tutto bene. Mi trovano in forma rotonda. Basta non vedersi un paio di settimane e subito si cambia.

"Sei sicura ci sia solo uno lì dentro? Hai una panciona Giuli!"

"Sì nonna tranquilla. L'ho visto più di una volta con l'ecografia"

"Ah, è vero. Voi avete queste diavolerie moderne"

"Infatti, ma sai sono veramente importanti"

"Sì è vero. Però anche le macchine possono sbagliare"

"Chiaro, però sul numero degli occupanti della pancia starei tranquilla"

"Lo spero, ricordo quella mia amica, eravamo incinte assieme. Pensa che lei aveva una pancia più piccola della mia. Quando arrivò il giorno finalmente uscì la bambina ma la mia amica continuava a stare male. Non si erano accorti che dentro ne aveva un'altra che uscì poco dopo. Due scricciolini piccoli. Le tennero in ospedale per parecchio tempo. Poi tornarono tutte a casa, per fortuna. Ricordo che andai a trovarla. Io aspettavo la zia Lorena, quindi era il mio primo parto. Ricordo che le chiesi com'era stato e lei non mi raccontò nulla. Pensai che, se non avesse avuto molto da dire, sarebbe stato semplice. Quanto mi sbagliavo!"

"Nonna però così mi spaventi"

"Giuli, ho fatto tre figlie e ho avuto tre parti diversi. Non esiste non provare dolore. Il dolore serve per far nascere la creatura. Tutto sta nel tempo. Puoi chiederlo a cento donne e ti racconteranno parti diversi. L'unica cosa che potrai constatare è che chi ha avuto un parto lungo ha sofferto di più perché porti il tuo corpo al limite"

"Grazie per la sincerità nonna. Nonno ed invece tu che mi dici?"

"Che sto bene, sono tranquillo faccio le mie cose, nonna mi riempie la mattinata di commissioni da fare. Le giornate passano così. Ieri ho preso il bus per andare in posta ma ho sbagliato fermata, così ho fatto una passeggiata a piedi ma faceva troppo caldo. La prossima volta in posta ci va lei. Io no!"

Direi, per come lo conosco che sì, a parte aver sbagliato fermata ma quello può succedere, ha subito tirato fuori il carattere ed ha messo i puntini sulle "i". È lui. Lo riconosco, è proprio lui. Non voglio preoccuparmi ancora.

Sono sollevata nel ritrovarli lì, al loro posto, in questa casa che mi ha visto crescere. Litigano ma sono complici. Hanno il loro equilibrio. Li ammiro così tanto. Alla fine, sono sempre stati assieme. Non so come hanno fatto ma sono convinta che possono essere orgogliosi del percorso e della loro famiglia.

Chissà se sono stati felici. La prossima volta glielo chiederò!

18

La felicità è una componente importantissima della mia vita e spero nella vita di tutti. Da donna indipendente ho sempre potuto fare delle scelte e questo sì che è un lusso. Piccoli passi in avanti per costruirmi un futuro dove trovare quella pace interiore fondamentale per affrontare le sfide quotidiane con un atteggiamento per lo meno non troppo aggressivo, forte ma non cattivo. Attiva e non passiva.

Sono una persona tranquilla e mi sono accorta che a volte questa cosa alle persone non va bene. Il problema però non è come io trascorro la mia giornata, ma come si pongono loro nei confronti di una quotidianità che probabilmente gli sta stretta. Vivere male e non sopportare chi vive serenamente, scatena invidie e nervosismi che una volta non comprendevo, ma che sono molto frequenti.

Capitò al lavoro un periodo che un collega iniziò a fare battute insistenti anche in mia presenza.

"Eccola che arriva, guarda chi sta bene, altroché noi qua!"

Erano frasi innocue all'apparenza con però un retrogusto acido. Non bloccandolo sul nascere, il collega continuò la sua battaglia nei miei confronti e così il clima al lavoro iniziò a diventare pesante finché un giorno gli chiesi quale fosse il problema.

"Nessun problema se tu credi di essere più di noi!"

"Noi chi?"

"Noi dell'ufficio ovviamente."

"Di ovvio non c'è nulla e non generalizzare perché gli altri non hanno questo atteggiamento arrogante ogni giorno."

"Io? Arrogante? E tu, che arrivi qui e dopo pochi mesi fai la splendida e ricevi una promozione? Ti ho vista tempo fa entrare nell'ufficio del capo e lì ci vai per due motivi. O ti licenzia o ti promuove e visto che sei qui…"

Ed eccolo qui finalmente il rospo sputato. Guardavo questo damerino davanti a me gonfio come un pavone e avrei voluto dirgli quanto fosse fuori strada, perché io non ero ovviamente stata licenziata ma nemmeno avevo ricevuto una nota di merito o altro. Non mi sentivo proprio di dare spiegazioni a questa persona che per mesi, ha macinato invidia e mi ha trattata come se gli avessi tolto il pane dalla bocca.

Le persone così, io le trovo marce e piccole. Un tempo ci sarei stata male e avrei fatto di tutto per far capire che non era vero, che si era sbagliato.

A scuola, quando accadeva che un compagno fosse convinto che avevi copiato o eri in combutta con il prof perché non ti aveva interrogato proprio su quell'argomento che trovavi difficile, si passava ore a dire che era stata fortuna e ci si sentiva in colpa per, in realtà, non aver fatto nulla di che!

Sul posto di lavoro avevo deciso di non cadere in tranelli del genere, perché di gente maligna ne è pieno il mondo ed io, l'unico modo che potevo avere per contrastarla era tenerla lontana da me.

Mi trovavo ancora davanti a lui, rosso dalla rabbia e con la bocca ridotta a una fessura. Si aspettava un mio "Oddio, lo hai scoperto!" forse, ed invece ho deciso di lasciare che il veleno lo divori. Sicuro non era a lui che dovevo spiegazioni sulla mia busta paga.

"Pensa quello che vuoi ma fammi un piacere, stammi lontano. Buona giornata".

Lo lasciai lì, pronto a litigare ma io non avevo nessuna intenzione di farmi venire i nervi. Perché rovinarmi la giornata per uno che di me non sa nulla e soprattutto perché pensare di chiarire dando anche spiegazioni.

Così a scuola sarebbe stato giusto trattare i bulli, isolandoli e non permettendo loro di divulgare il veleno. In questo modo avevo deciso di difendere il mio piccolo spazio di mondo felice.

Se tu vuoi conoscermi e condividere con me un tratto di vita, ne sarò lieta. Se invece sei solo immaturo, ignorante o, peggio, una brutta persona sai cosa, stammi lontano. Non è che dobbiamo essere tutti amici ed io in questo caso con te non ho nulla da spartire. Lavoriamo nello stesso posto ma con due ruoli e lavori completamente differenti. Non è necessario creare rapporti laddove uno dei due è marcio.

Non ho mai dubitato di questo modo così categorico di vivere. Forse è troppo selettivo e non so se per sempre avrei potuto attuarlo e con chiunque, fosse stato il mio capo ad avere un atteggiamento del genere sicuramente non avrei potuto ignorarlo al lavoro ma avrei potuto dare le dimissioni ad esempio. Bieca consolazione e facile gestirla se il lavoro in generale non manca.

Per ora, quelle poche volte che avevo deciso di tenere fuori dalla mia vita qualcuno, avevo fatto bene. Non è supponenza è sopravvivenza. Non voglio rovinarmi la vita con gente che non mi va attorno.

Non ho mai scelto "brutte compagnie" perché non avevo bisogno di persone negative attorno, sono responsabile delle mie decisioni e queste mi hanno portato a cercare sempre il bene negli altri e a letteralmente evitare il male.

Vivere felice è una scelta? Sì, lo è! Ed è un percorso quotidiano in salita fatto di comprensione innanzitutto verso sé stessi e poi di riflesso verso gli altri.

Avere un atteggiamento cauto ma cordiale verso il prossimo mi fa sperare che si può stabilire un contatto pacifico con chiunque e spero sempre che anche gli altri siano umani nei miei confronti ma molti, causa stress o problemi personali hanno solo voglia di litigare e vedere nero dove invece colori ce ne sono.

Da quando sono incinta, questo senso di protezione verso me stessa è aumentato perché adesso sono responsabile anche della felicità di qualcun altro ed è una cosa diversa, viscerale, quasi più importante.

Certo, essere felice per gli altri non è una cosa nuova per me. Lo sono stata quando Elena si è laureata, quando mia mamma è partita con le amiche per un bel fine settimana. Però ora ho come la sensazione che sarà una felicità diversa ed inspiegabilmente più forte. Non sono solo più io al centro della scena, anzi lascerò spazio e diventerò spettatrice.

Mamma mi dice sempre che il lavoro più difficile al mondo è quello del genitore e non stento a crederlo, però subito dopo aggiunge che se si fa lavoro di squadra si portano a casa dei risultati che fanno così bene al cuore da colmare vuoti e superare ostacoli che sembrano insormontabili.

Ma cos'è che mi rende felice? Spesso me lo sono chiesta e quindi come sempre, giù la lista e via. Sicuramente sul podio ci metto il cibo. Quando ho avuto dei momenti di sconforto, quando ho fatto scelte difficili, il mio salvagente è sempre stato il cioccolato.

Non sono una cuoca eccelsa ma in cucina me la cavo. Mi voglio bene anche così, mangiando piatti buoni che mi fanno chiudere gli occhi e dire "Cavolo, che gusto!".

Mi piace leggere. Trovo che i libri siano il modo più rapido per catapultarmi nei profondi abissi, alla scoperta di un misfatto complesso o alla corte di Enrico ottavo il re dei re. Tra un paio di mesi leggerò libri di favole. Non vedo l'ora!

Ultimo, ma non per valore, la mia famiglia e le mie amiche, mi rendono felice. Sono il mio piccolo bozzolo antirumore, antidolore. Me le immagino tutte in cerchio attorno a me come a creare uno scudo protettivo. È una bella sensazione poter contare su di loro. È vitale per me.

Poi, tra l'altro, con le ragazze viaggiare è un altro tassello da segnare sulla casella "felicità è?".

19

Ma ti sei iscritta al corso preparto?

Ancora no perché credevo fosse una cosa da fare più in là, ed invece scopro che ci sono varie scuole di pensiero e la più diffusa è: iniziare il corso prima del sesto mese in modo da prepararsi bene al parto.

Io continuo a vedere la data del parto così lontana. Sono qui in casa in infradito mutande e canottiera, ci sono trenta gradi, un sole cocente. Quando partorirò sarà inverno ed io comunque sarò in infradito per altri motivi, ma col cappotto.

Va bene, mi preparerò con largo anticipo e frequenterò con curiosità il corso. Vero è che ai giorni nostri, basta aprire internet e fare una domanda che ti arrivano tutte le risposte di cui hai bisogno, ma voglio dare importanza al lato umano. Mi piace ancora avere davanti una persona per confrontarmi e non uno schermo.

Da un paio di anni, hanno aperto un consultorio dove sono stata assegnata. Mi dicono sia carino con una zona dedicata alla maternità e alle nascite molto confortevole. Mi sono iscritta lì. Visto che sarà utile anche più avanti, meglio conoscere il posto già da ora.

Arrivo alla lezione con pochi minuti di anticipo. Ci sono diverse donne e con mia sorpresa anche dei futuri papà. Non avevo considerato il fatto che questo corso comprendeva anche la parte maschile. Si chiama preparto, non è il loro momento! Possono eventualmente essere un supporto morale, se non svengono.

Onestamente non mi sento a mio agio con dei papà in sala. Forse sono ancora un po' sulle difensive, oppure, vedendo loro, avrei voluto anche io avere vicino un compagno. Chissà come sarebbe stato!

Mi consola il fatto che non sono l'unica senza dolce metà. Non conosco le partecipanti quindi non posso dire se sono proprio sole o se per altri impegni il consorte è assente, per lo meno all'inizio lezione va a finire che siamo più quelle "single" che in coppia, meno male.

"Benvenuti tutti al corso preparto. Sono Alessia e sono un'ostetrica libera professionista. Vi seguirò in questo percorso per prepararvi al meglio a quello che sarà l'appuntamento più importante della vostra vita. Sarò qui a vostra disposizione per qualsiasi domanda e chiarimento e questo anche per i futuri papà. Anche voi avrete spazio nel mio corso per prepararvi psicologicamente e anche praticamente quando avrete in braccio il vostro piccolo.

Siamo pronti? Dai, iniziamo"

E così, eccomi qui concentrata a capire cosa mi aspetta. Corsi del genere sono porte spalancate su un mondo nuovo. Tutte, devo dire, che siamo più propense a fare domande sul lato pratico del parto. Certo, la parte chiamiamola più romantica del discorso, la preparazione, il fatto di sentire muoversi la pancia è tutto bello ma sono cose che bene o male abbiamo già provato. Quello che non sappiamo e che abbiamo bisogno di sapere è: farà male?

Certo che sì! Chiaro, ma almeno si può sapere quanto male farà? No, questo è individuale. Ognuna di noi ha una soglia di dolore diversa e una sopportazione unica; quindi, solo in quel momento lì si saprà la verità.

Io sono sicura di partire già svantaggiata. Certe volte tagliandomi le unghie mi succede di tirarmi la pellicina di lato. Ecco solo per averla tirata, non strappata, già vedo le lucine. Mi sa che il giorno del parto il dolore non sarà paragonabile ad una pellicina tirata. Preoccupante!

"Esiste l'epidurale. Sappiate però che ci sono delle regole che vanno rispettate e che comunque un minimo di rischio ha".

Avevo visto un video sull'epidurale. Mi ha fatto impressione, sembrava che dovessero piantare una spada nella schiena della donna. Il Dottore aveva un ago enorme. Guardavo con un occhio chiuso e uno aperto tanto ero allucinata. Io spererei di farcela e non vorrei aiutini chimici.

L'ostetrica Alessia ci riporta subito in un clima meno ansioso dandoci dei suggerimenti per come gestire questi ultimi mesi. Spiega l'importanza di prendersi dei tempi di recupero, soprattutto con questo caldo. Ci spiega che mangiare lentamente favorisce la digestione. In questa fase della gravidanza, solitamente chi ha sofferto di acidità di stomaco non dovrebbe più avere questo problema.

Ah, che bella notizia, io ancora non ho smesso di fare il drago. Mentre ci racconta però di altri possibili inconvenienti, sento come un calcio vicino alla vescica che reagisce all'urto e mi sa che mi è scappata una goccia di pipì.

No, non posso crederci. Sto diventando viola dall'imbarazzo. È ovvio che nessuno si è accorto di nulla e sicuramente non è così grave la situazione ma non mi era mai successa prima e non so che fare. Ma guarda che sfiga. Ho finito (sembra) di avere bruciori dallo stomaco in su ed ora mi ritrovo incasinata dalla vescica in giù. Sentite rifacciamo a cambio che i bruciori li gestisco meglio, vi prego.

Finisce la lezione, tutti se ne vanno ed io presa dal panico mi avvicino ad Alessia.

"Ciao Alessia, sono Giuli, volevo ringraziarti per il bel corso. Ecco vedi mi è appena successa una cosa e volevo capire se fosse normale e come fare"

"Ciao Giuli, tanto piacere, dimmi tutto!"

"Guarda non so come dirtelo. Mentre spiegavi, ho sentito come un calcio sulla vescica ed ho perso una goccia di pipì. Ma ti sembra possibile?"

"Oh, Giuli cara. È normalissimo. Quando il bambino inizia a muoversi molto, capita che si spinga dove trova posto e per questo la vescica o le costole dall'altra parte sono spesso colpite. Può accadere che, se hai la vescica piena e lui preme lì, inavvertitamente la pipì esce e non hai modo di controllarlo, come ad esempio durante il parto quando spingi per fare uscire il bimbo, molte donne spingono fuori anche le feci. È tutto normale. Il corpo reagisce".

"Oddio Alessia, stai dicendo che da qua in avanti potrei farmi la pipì addosso senza che me ne accorgo e durante il parto pure peggio? Mi viene da piangere, ma mai nessuno mi ha detto una cosa del genere!"

"Giuli, ascoltami. Non ho detto che da oggi quando sentirai il tuo bimbo muoversi ti farai la pipì addosso. Non soffri d'incontinenza. Ti sto dicendo che il bimbo si muove e tocca punti interni, qualche volta, che possono un attimo crearti disagio. Ti basterà un salvaslip e avrai risolto. In più, vi insegnerò la ginnastica vaginale da fare dopo il parto proprio per recuperare subito la vescica e la parte interna. Vedrai sarà semplice"

"ginnastica vaginale? Ma veramente farò ginnastica vaginale? E se non la so fare bene mica che divento incontinente vero?"

"Giuli, diventerai una campionessa di ginnastica vaginale, vedrai. Ti aspetto alla prossima lezione. Buona giornata!"

"Sì, va bene. Se tutte le lezioni sono così avrò bisogno poi di un appuntamento dallo psicologo"

"avremo l'incontro anche con una bravissima psicologa, vedrai che ti piacerà"

"Ecco perfetto, posso avere intanto il numero che mi porto avanti"

"Sei troppo simpatica Giuli. Ci vediamo la prossima settimana. Ciao!"

Io per la verità non volevo mica essere simpatica. Io sono in shock completo. Fino a qui avevo preso la gravidanza con molta filosofia. Sì, sono stravolta, cambiata, rotonda però con dei capelli bellissimi, mai come in 'sto periodo. Ora però, l'idea di perdere liquidi a tradimento, cambia un po' tutto.

20

La chat con le ragazze è uno dei toccasana migliori al mondo

Giuli: "Ciao ragazze come state?"

Susi: "Sono in palestra, tra poco inizio una lezione. Tutto bene con te?"

Giuli: "Sì dai, giornata interessante"

Elena: "Eccomi. Sapessi la mia, oggi un incubo"

Giuli: "Mi sono iscritta al corso preparto"

Clara: "Ragazze…. Ciao! Brava Giuli, i corsi sono molto interessanti ed aiutano a chiarire molti punti bui"

Giuli: "Ma voi per caso, avete mai fatto ginnastica vaginale?"

Emoji di tutti i tipi ma nessuna risposta concreta

Elena: "Come si fa?"

Giuli: "Non ne ho idea, appena me lo insegnano ve lo dico"

Clara: "Ma si fa al naturale o con dei accessori?"

Susi: "Clara, mi sa che hai confuso il corso preparto con un altro corso. Non mi risulta l'uso di oggettistica"

Clara: "Che ne sai, magari Giuli ci stupirà"

Giuli: "Come no! Avremo un bambolotto gigante a testa e faremo flessioni con lui!"

Susi: "Allora posso venire anche io al corso, sono quasi del mestiere"

Elena: "Usate bambolotti da voi?"

Susi: "Niente bambolotti, tutti carne ed ossa"

Giuli: "Sì, ma non allenate il muscolo giusto. Io farò un corso per allenare la vagina vuoi mettere?"

Susi: "Per la prima volta Giuli si allenerà. Brava tesoro!"

Clara: "Evviva"

Giuli: "Vedrete che roba, farà capriole la mia V, sarà meglio di quando avevo vent'anni."

Susi: "ci sentiamo domani ragazze. Vado a fare la lezione"

Giuli: "ciaoooooooooo"

Elena: "ciao ciao"

Clara: "ciao a tutte"

21

"Ehi tu lì dentro come stai? Sono Giuli, sarò la tua mamma. Volevo dirti una cosa. Sai, è sorprendente sentirti nella mia pancia. Mi sto abituando a questi movimenti che fai. La sera quando sono distesa a letto mi sembra di avere una trottola nella pancia. Mi immagino una ballerina che fa delle piroette o un paracadutista che gira nel vuoto. Io non lo so se mi senti, spero di sì, spero che la mia voce ti arrivi. Saremo io e te. Inizieremo una vita assieme e la cosa strana è che non ho paura di questo. Certo il parto mi spaventa ma siccome non so cosa aspettarmi ho deciso di non concentrarmi troppo su quel momento. Ascolterò quello che mi diranno e ti farò nascere. Sono curiosa di vederti. Ora che ti sento, adesso che so che ci sei veramente, non vedo l'ora di averti tra le mie braccia. Mi insegnerai a diventare mamma. Ti ringrazio per questo. Spero di essere all'altezza del compito. Ti voglio già molto bene ed è strano perché per la prima volta amo qualcuno che non conosco.

Sono una persona tranquilla, faccio una vita normale e tu sicuramente me la stravolgerai. Ma sono pronta, ho voglia di cambiare. Una cosa sola ti prego! Prenditi tutti i tuoi spazi ma mai, mai più appoggiarti alla mia vescica. Quella è ad uso personale e la gestisco io. Mettiamo in chiaro le cose e andrà tutto a meraviglia.

Te ne sarò riconoscente, te lo giuro!"

Sono in sala d'attesa per la visita. Oggi credo sia uno dei giorni più caldi d' estate. Solite domande di routine, misurazione della pressione, ecografia. Tutto procede come sempre.

"Signora, può rialzarsi, ma vorrei aspettasse qui un attimo."

"Va bene, ci sono problemi?"

"Non si preoccupi, torno subito".

La Dottoressa esce e mi lascia con un ragazzo che sta facendo il tirocinio in ospedale.

"Eccomi, vedo dalla sua cartella che non ha mai sofferto di pressione alta, corretto?"

"Sì, anzi, solitamente ho il contrario"

"Capisco, le ho misurato per sicurezza due volte la pressione ed è un po' troppo alta, inoltre le guardavo i piedi e le gambe sono molto gonfie. In questi giorni in città la temperatura è elevata e lei potrebbe non stare bene, la vorremmo tenere in osservazione"

"In che senso, mi ricoverate?"

"Sì, non posso farla andare via così, ora la accompagneremo di sopra, va bene?"

Senza un vero motivo, ho iniziato ad avere le guance rigate dalle lacrime. Non sono mai stata fortunatamente in ospedale e non ero pronta ad una probabilità del genere. Lo so che è per il nostro bene ma non so cosa pensare. Non ho nulla dietro con me, non capisco. Cosa devo fare!

"Giuli, mi guardi e stia tranquilla. È una forma preventiva, magari domani già la rimandiamo a casa, ma in questo momento deve rimanere qui. Ha qualcuno che può passare a casa sua per prenderle il necessario?"

"Sì certo, la ringrazio"

"Va bene, ora segua il collega che la accompagnerà in reparto. Buona giornata".

Ed eccoci qui, in una stanza da due, devo dire molto confortevole con una grande finestra che fa entrare tantissima luce. Non credevo, ma abbiamo anche un bagno grande. Ci deve essere un'altra paziente, ci sono le sue cose, magari proprio in questo momento sta partorendo. Lo scoprirò. Mi sa che ho tutto il tempo per ambientarmi.

Ho chiamato mamma, stava per venirle un colpo. Alla fine, sono stata io a consolare lei. Ora è al lavoro, per la pausa pranzo andrà a casa mia e mi porterà il necessario.

"Cosa vuoi che ti porto, Giuli?"

"lo spazzolino, dentifricio, asciugamano, pigiama, ciabatte per la doccia e biancheria. Portami anche il libro che ho lasciato sul divano. Grazie"

"Vedi che ora la biancheria in coordinato ti servirà?"

"Mamma ti prego. Prendi tutto nero e abbiamo risolto"

"Ma stai dentro una notte sola?"

"Spero di sì, non lo so, devono farmi degli esami di controllo. Sangue, urine eccetera"

"Dai piccola mia, non ti preoccupare, tra un paio di ore arrivo e ti faccio compagnia. Scrivimi gli orari di visita così non mi sbaglio. A dopo tesoro mio".

Mi sono ripromessa di non cercare mai notizie su google sullo stato di salute nei vari mesi di gravidanza. Ogni volta che avevo qualcosa e guardavo, si passava da un leggero mal di testa a malattie estreme con termine di vita ieri.

Lasciamo perdere la medicina e il responso fai da te e cerchiamo di capire da chi qui mi avrà in cura e mi spiegherà cosa devo fare. Visto che per ora non si vede nessuno, esco nel corridoio. File interminabili di stanze tutte piene, devo dire. Ad un certo punto arrivo davanti ad una grande vetrata e lì ci sono un sacco di cullette. Che tenerezza. Poco più in là c'è una neomamma con un piccolino. Le stanno insegnando a cambiarlo. Il piccolo è tranquillo, non piange, sembra un bambolotto. Vedo che lo pesano e con una manopolina azzurra lo lavano. Ci sono dei pannolini piccolini vicino al tavolo. Lo rivestono e lo rimettono nella sua culletta. Guardo la mamma. La vedo un po' provata. Cammina con dei passi piccoli. Ha un bel sorriso sul suo volto ma occhi stanchi. Spinge fuori la culletta e mi passa vicino.

"Congratulazioni per questo piccolino" mi viene spontaneo dirle.

"Oh, grazie. Lui è Andrea, è nato ieri mattina. Sono così felice ma anche così stanca. Questa notte non ho dormito molto. I punti mi fanno un po' male e per questo cammino come una vecchietta. Per fortuna mi hanno detto che in un paio di giorni sarò in forma. Ora scusami vado un po' a stendermi, approfitto finché Andrea dorme. Buona giornata"

"Grazie, anche a voi".

Li guardo andare e penso a quando sarò io a spingere una culletta così. Che emozione e che paura.

Ritorno nella mia stanza e poco dopo arriva un'infermiera.

"Buongiorno Signora come si sente?"

"Sì, tutto tranquillo grazie"

"Guardi, devo solo misurarle un attimo la febbre e la pressione, facciamo subito"

"Certo"

"Ecco fatto. Febbre 37 e pressione sempre alta"

"Pure la febbre ho? Cavolo"

"Tranquilla, è normale"

"Se lo dice lei, le credo. Senta la mia compagna di stanza è a fare qualche visita?"

"L'abbiamo portata in sala parto, quindi per ora sarà da sola. Mi chiami se ha qualche urgenza va bene?"

"Sì, grazie".

"Nascerai qui lo sai? A questo punto già che ci siamo, tentiamo di ambientarci"

Fa strano, sento ogni tanto dei piccoli vagiti e poi nel corridoio ho già visto passare più di una pancia. Fanno vasche su e giù probabilmente per sgranchirsi un po'. Le donne che hanno partorito invece sono tutte nelle loro camere. Credo stiano recuperando un po' di forze. Siamo in un ospedale ma devo dire che questo reparto è molto confortevole. Le stanze sono colorate e climatizzate. Non fa né freddo né caldo. Si sta bene.

I neonati che ho incrociato sono vestiti con tutine e berretti piccoli piccoli.

Le gestanti sono molto chiacchierone, mentre camminano si raccontano principalmente delle visite fatte e delle aspettative future.

Guardo il letto vuoto di chi dovrebbe essere in stanza con me e d'istinto mi viene da pensare "Dai forza, oggi è il vostro giorno, è quasi fatta".

Fa capolino un viso familiare dalla porta

"Ciao mamma, che bello vederti"

"Ciao tesoro mio. Come stai? Ti senti bene?"

"Ma sì, mi hanno detto che ho 37 di febbre e questa pressione alta. Domani mattina devo raccogliere le urine e poi vediamo cosa succede"

"Sei agitata?"

"Diciamo che non me lo aspettavo, quindi è stato tutto molto paradossale. Comunque, devo avere gli ormoni scassati, alla parola ricovero mi sono messa a piangere neanche mi dovessero fare un'operazione a cuore aperto"

"Dai, alla fine è giusto ascoltare e fare attenzione, se hanno valutato che è meglio tenerti in osservazione, stai qui per il tuo bene. Ti ho portato quello che mi avevi chiesto. Vuoi che sistemo le cose nell'armadio?"

"Farò io dopo, non preoccuparti!"

"Hai sentito le ragazze? Le hai avvisate?"

"Sì certo, hanno detto che passano più tardi anche se in realtà sto bene quindi forse non è necessario farle venire"

"Avranno piacere di farti visita, ne sono certa!"

"Sì, è vero"

Saluto mamma, che tra una corsa e l'altra doveva rientrare in negozio. Mi metto tranquilla seduta sul letto, che è altissimo e per salirci devo mettermi in punta di piedi. Apro il libro e mi lascio trasportare dalla storia. Volano due orette così, finché non sento tre voci che amo da morire.

"Eccola qui la nostra ragazza. Ti abbiamo portato le parole crociate, un po' di dolcetti da mangiare sottobanco stanotte e un giornaletto di cavolate per sviare la mente e alleggerire la tensione"

"Vi adoro ragazze, siete le migliori"

"Cosa ci combini tu, invece?"

"Nulla di grave, starò un po' in osservazione e spero in breve tempo di tornare a casetta mia!"

"Comunque, non è male qui. Fuori c'è un'afa che non si respira"

Mentre stavamo parlando di tutto un po' come il nostro solito sentiamo un trambusto. Due infermiere entrano nella mia stanza.

"Per favore, dobbiamo portare via questo letto e portare su la paziente vi spiace aspettare tutte un attimo fuori?"

Usciamo pensando sia una procedura normale. Escono con il letto e poco dopo arrivano di nuovo questa volta con la mamma distesa sopra. L'ho guardata pensando di farle un sorrisone ben augurale. Era uno straccio bianco, con gli occhi chiusi, le braccia molli ai lati del corpo. Tra le gambe aveva un telo verde tutto macchiato di sangue. Sembrava, non vorrei dirlo, anzi non lo dico perché non era così.

Tutte e quattro siamo rimaste in silenzio davanti a questa scena così reale da averci catapultato in quello che potrebbe essere il mio destino.

"Voglio andare via ora"

"Giuli, stai calma!"

"No, io non sto calma! Lei era giù a partorire, l'hai vista? Io voglio andare via, fatemi firmare, fatemi uscire!"

"Giuli, facciamo due passi. Cerca di ragionare"

"Io non voglio ragionare, io voglio andare a casa mia!"

Inizio a piangere, ho paura. Non so nulla di quella ragazza. Sembrava un fantasma insanguinato. Sentivo l'odore del sangue fino in corridoio. Tremavo.

"Giuli vieni, andiamo a prendere un po' d'aria".

Mentre Clara e Susi mi accompagnavano in giardino, Elena rimane fuori dalla mia stanza. Le infermiere le spiegano che il parto era stato molto difficile ma che era andato tutto bene. La paziente era cosciente ma tanto stanca. Il sangue che avevamo visto era normale. Appena la signora avesse recuperato le forze l'avrebbero aiutata a farsi una doccia e a sistemarsi. Ora doveva solo dormire. La bimba era al nido col papà. Tutto a posto. Serviva tempo.

Quando Elena mi spiegò con calma tutto, tentai di ricacciare le lacrime indietro. Era tutto a posto mi ripetevo. Ma veramente quella scena era la normalità? Ma, non funziona come nei film che spingi, urli un po' ma poi quando nasce te lo mettono in braccio, sei un po' frastornata ma sei lucida, sei tu. Non dico che esci dalla sala parto con le tue gambe ma neanche così!!

Rivedevo ancora quelle braccia abbandonate sui fianchi, sembrava non in vita. Ecco l'ho detto! Non era il ritratto della salute e della felicità.

Dopo un'ora d'aria, come i carcerati, decidemmo di ritornare in stanza. Tutte e quattro in un silenzio anomalo andammo attorno al mio letto.

Lì vicino c'era lei. Stava ancora dormendo. Qualcuno le aveva messo un lezuolino bianco sopra in modo da coprire anche quello verde.

Era pallidissima e nella stessa posizione di prima.

Le ragazze rimasero con me ancora un pochino poi arrivò la cena (all'ora che di solito faccio aperitivo!) e così dovettero andare.

"Giuli, per qualsiasi cosa usa la chat. Indifferente che ora ok! Noi ci siamo. Se hai bisogno di compagnia stanotte tu scrivici. Non fare brutti pensieri. Usa la cioccolata, mangiala tutta se serve. Ti vogliamo un mondo di bene"

"Grazie ragazze. Anche io vi voglio bene. Ci sentiamo dopo".

Avevo lo stomaco sotto sopra e sentivo l'odore del sangue. Non so se fosse una mia impressione o mi ero fatta condizionare. Ero veramente in crisi.

Lasciai tutto lì e tornai in corridoio. Ossigeno! Avevo bisogno di respirare e calmarmi. Mi passò vicino una futura mamma visibilmente più adulta di me.

"Ciao, tutto bene?"

"Insomma, diciamo che ho bisogno un attimo per riprendermi"

La donna guarda dentro la mia stanza e capisce tutto.

"Vieni con me, seguimi!"

Senza sapere chi fosse e dove dovessimo andare, tanto non è che potevamo finir lontano, mi portò nella sua stanza. C'erano quattro letti tutti occupati da future mamme sorridenti e intente a cenare.

Aspettami qui, arrivo subito.

Poco dopo la donna la vedo rientrare con il mio vassoio della cena.

"Ragazze, abbiamo qui una mamma un attimo in difficoltà, vediamo di darle una mano"

Brevemente racconto loro la mia giornata e devo dire che da quel momento è cambiato tutto.

Tutte e quattro erano già mamme, e due si conoscevano da tempo. Erano adrenaliniche e di un'allegria contagiosa. Quello che serviva a me!

"Allora Giuli, ti racconto il mio primo parto. Ovviamente come tutte le prime volte non sapevo nulla, puoi fare tutti i corsi che vuoi che poi non sarai mai pronta a quest'esame pazzesco. Quella mattina bevo il mio caffettino, biscotti e mi viene un mal di pancia che non ti dico. Corro in bagno e non mi accorgo subito che lì in quel momento perdo le acque. Mi viene un dubbio quando uscendo dal bagno ho come la sensazione di umido sulle gambe. Porca miseria, che faccio? avviso mio marito che era appena uscito per andare al lavoro e vado in doccia a lavarmi. Getto dell'acqua calda e tempo zero inizio a sentire dei dolori. Era inverno, esco dal bagno, torna mio marito che mi trova indemoniata.

"Portami in ospedale"

"Ma sei in accappatoio?"

"Non riesco neanche a muovermi dal dolore. Portami in ospedale!"

"Amore, almeno mettiti qualcosa. Prendo una tuta? Dimmi tu quale!"

"Dammi un accappatoio asciutto un giubbotto e portami in ospedale!"

Ero fuori di me, le contrazioni erano partite fortissime.

Insomma, a dicembre io sono uscita di casa in accappatoio, giubbotto, scarpe da ginnastica e sono arrivata in ospedale giusta pochi minuti prima che mio figlio in cinque spinte nascesse. Mio marito era talmente fuori di lui che non ha capito niente. Quando gli hanno dato il bimbo in braccio ha iniziato a piangere talmente tanto che avevano paura facesse cadere il piccolo. Ma vi immaginate se ci fermava la municipale o indifferente chi? Io in accappatoio. In quei momenti lì veramente non ragioni. Diventi un'altra persona. Mio marito non ha osato contraddirmi. Mettermi una tuta?

Ma sai lo sforzo che dovevo fare ogni giorno per vestirmi? Ero come una tartaruga capovolta, il più delle volte. Un delirio. Sarei andata nuda pur di partorire subito."

"Io invece, per il mio primo figlio avevo preso tipo 9 chili, avevo 'sta pancia che assomigliava più a un melone. Tutti mi dicevano: è talmente piccolo che lo farai in un secondo. Peccato che si era tipo incastrato con la spalla, non chiedetemi come, che ad un certo punto avevo in sala a guardarmi la vagina: ostetrica, due infermiere, ginecologo e già che c'erano, tre studenti di medicina tutti e tre maschi che, secondo me, questi, oltre a non fare sicuramente i ginecologi, mi sa che non faranno neanche figli. Ho sentito uno sussurrare – era meglio l'altro ieri la lezione in obitorio-".

Stavo ridendo. Loro raccontavano comunque dei loro parti dolorosi, ma il clima era allegro, parlavano e ridevano anche loro, erano contagiose. Iniziavo a sentirmi meglio.

Rimasi lì a lungo, mangiai qualcosina tra un sorriso e l'altro. Avrei fatto di tutto pur di ritardare il mio rientro in camera.

Sono scoppiata a ridere quando la terza, invece di raccontare del parto, raccontò del primo rapporto di coppia dopo aver partorito. Doveva essere una cosa romantica ed invece era tutto un ma senti qualcosa o è ancora addormentata? Siccome aveva fatto l'epidurale, suo marito era convinto che laggiù, da quelle parti era tutto ancora dormiente. Che deve fare? Morderti? Non ho capito?

Dopo esser rientrata in me ed aver abbandonato la visione e l'odore del sangue, ringraziai in mille modi le quattro e affrontai la via del ritorno. In stanza trovai le finestre aperte, veniva dentro un caldo avvolgente. Non sentivo nessun odore strano. Feci più piano possibile per non disturbare.

Subito dopo entrò l'infermiera a vedere come stava la paziente, mentre a me misurò di nuovo la febbre e prese la pressione.

Restammo sole, non capivo se fosse sveglia o no. Era ancora pallidissima.

Mentre la guardavo aprì gli occhi.

"Ciao, io, ecco, io… come stai? Hai bisogno di qualcosa?"

Mi fa cenno di no con la testa. Dentro di me penso: "bene, almeno è vigile". Mi sento molto Dottor House, le guardo il viso, il colore degli occhi. Ha capito quello che ho detto quindi probabile sia italiana.

Sono in apprensione per lei. Neanche la conosco eppure sono qui a tenerla d'occhio come fosse mia sorella.

"Acqua"

"Come hai detto scusa?"

"Un po' d'acqua!"

Scendo dal mio letto tipo corsa campestre, devo ricordarmi di chiedere alle infermiere come si abbassa o stanotte volerò giù sicuro. Sul suo comodino ci sono due bottigliette, non può bere da distesa si strozzerà. Vorrei evitarlo.

"Dovremmo forse metterti a sedere, aspetta un attimo, chiamiamo qualcuno che ti aiuti, non vorrei mai succedesse qualcosa"

Premo il bottone della chiamata. No, questo è della luce. Porca vacca, non è che adesso con tutti 'sti tasti premo uno e aziono qualcosa di strano.

"Quello con il cavo lungo" mi dice lei. È moribonda ma è più in gamba di me. A momenti attivo l'ossigeno o chi sa cosa altro.

Da lì a poco arriva l'infermiera, parla con la paziente, tirano piano su lo schienale del letto e finalmente la vedo bere dell'acqua.

"Ciao, io sono Giuli, sono qui da questa mattina. Come stai?"

"Ciao Giuli, mi chiamo Francesca, ti giuro che non lo so come sto. Mi dicono bene. Sono distrutta, non ho mai provato una cosa del genere ma non voglio spaventarti"

"Figurati se mi spaventi ora che sei sveglia. Dovevi vederti quando sei arrivata in camera. Stavo per prendere le cose e andarmene a partorire nella foresta"

"Mi spiace. Ma è stata dura. Il prossimo semmai lo adotto, te lo giuro"

"Immagino. Ho saputo che hai avuto una bimba, congratulazioni"

"Sì, Ginevra. Dovrebbe essere al nido, almeno così mi hanno detto. Di mio marito non so nulla. Sarà con lei"

"Presumo di sì. Qui non ho visto nessuno"

"Ti senti meglio, Francesca?"

"Mi sento così debole e così sporca. Ora chiederò di fare una doccia e poi vorrei dormire"

"Mi sembra un ottimo piano"

Risollevata nel vedere Francesca viva e vegeta racconto tutto via chat alle ragazze. Mentre l'infermiera aiuta la mia compagna di stanza ad alzarsi e a lavarsi io mi distraggo con le mie amiche.

Una Oss gentilissima viene a cambiare tutta la biancheria del letto. È velocissima, ha una manualità incredibile. Chiede anche a me se ho bisogno di qualcosa ma a parte voler andare a casa, tutto a posto.

Ci vuole pazienza. Ma molta di più di quella che già ho. Portare a termine nove mesi di gravidanza è un percorso molto lungo. Partorire è un appuntamento doloroso, complicato ma carico di energia. Quell'energia che poi con pazienza bisognerà recuperare in un tempo indefinito, non più scandito dai nostri ritmi biologici, ma da una piccola vita che detterà le regole per i prossimi anni. Una vita che con pazienza conosceremo e ameremo probabilmente più della nostra.

Vedo l'infermiera che consegna a Francesca delle specie di mutande di rete bianche e un assorbente che così grande giuro, non l'ho mai visto. Francesca rientra in bagno per prendersi cura di sé.

"Mi sembri un'altra persona"

"Mi fa male tutto. Perdo molto sangue e infatti hai visto, mi hanno dato un coso enorme. La pancia è strana, è come un sacco vuoto ma duro, però la sensazione di pulito, l'odore del sapone e l'acqua calda mi hanno rigenerata. Chiamo mio marito e poi voglio solo dormire un po'"

"Fai bene, io non ti disturberò mi metto qui con il mio libro".

Devo aver letto non so quante pagine. Ancora non ho sonno. Mi sento frastornata. È stata una giornata dalle emozioni forti. Credo ricorrerò ad un rimedio ufficiale. Il mio toccasana prezioso. Apro piano il sacchetto e scarto la cioccolata. Che bontà. Che momento magico. Mi gusto con calma questo sapore che adoro. Mi riporta a casa, alla mia infanzia. Subito tutto mi sembra più tranquillo. Mi distendo sul fianco con ancora il gusto del cioccolato in bocca. Chiudo gli occhi per tenere a mente questo momento.

La mattina dopo il reparto è tutta una frenesia. Più che mattina direi quasi l'alba. È prestissimo. L'infermiera viene a farmi le prove del sangue e mi consegna un contenitore per la raccolta urine. Quando ripassa per prelevare il mio campione mi misura anche la pressione e la febbre.

Anche a Francesca misurano la febbre e poco dopo arriva una culletta in stanza. L'infermiera chiede a Francesca se se la sente di attaccare la piccola al seno per stimolare l'arrivo del latte. Inizia l'avventura, penso. Ginevra ha decisamente fame. Piange! come fa un piccolo esserino a piangere così forte è incredibile. L'istinto porta subito la piccolina ad attaccarsi alla mamma. Purtroppo, però ancora il corpo della mamma non ha fatto in tempo a sviluppare il colostro. Sicuramente arriverà a breve e dopo un paio di giorni diventerà latte maturo ricco di tutto l'occorrente.

Anche per allattare ci vuole impegno, dedizione e pazienza. Veramente essere mamma è una fatica non da poco già da subito. Spero di farcela. Inizio ad avere un po' di pauretta.

Verso metà mattina, passano i medici. Sono in trepida attesa di sentirmi dire che posso andare a casa. Arrivano, sono un medico e un'infermiera.

"Buongiorno Signora, come si sente?"

"Tutto bene, grazie"

"Allora dalle analisi risulta questa ipertensione. Non soffrendone dapprima è sicuramente una cosa dovuta dalla gravidanza. Probabilmente ad un mese dal parto dovrebbe risolversi tutto, però ora dobbiamo fare attenzione perché potrebbe subentrare la gestosi. Per ora non abbiamo trovato tracce di proteine nelle urine quindi questo torna a suo favore. Inizierà una cura con delle pastiglie che ovviamente non hanno effetti sul bambino. Dobbiamo tenere a bada questa pressione"

"Capisco. Devo rimanere qui ancora?"

"La posso mandare a casa, ma dovrà tenere un diario misurando la pressione ogni tot ore. Dovrà fare più attenzione all'alimentazione e bere molti liquidi. Tra tre giorni deve ripresentarsi qui con un campione di urine e rifaremo degli esami. Nel frattempo, ogni sera dovrà prendere la pastiglia. Non si dimentichi di farlo perché è importante. Tutto chiaro?"

"Direi di sì"

"Le prepareremo le dimissioni, poi dovrà chiamare il suo medico e se lavora farsi fare la carta per un paio di giorni. Cerchi di non uscire nelle ore centrali, se può la mattina presto o la sera vada in spiaggia e cammini in acqua. Questo aiuterà le sue gambe. Abbiamo un bel mare qui, sfruttiamolo!"

"Grazie, lo farò".

22

Sono stata via solo una notte; eppure, tornare a casa è stato stupendo. Il mio bagno, il mio letto. Quanto mi siete mancati.

Butto tutto in lavatrice a vado a farmi una di quelle docce che ti lavano via tutte le preoccupazioni. Quando sono uscita dall'ospedale mi hanno dato un sacchetto con la medicina che devo prendere e una marea di carte che controllerò dopo con calma.

Domani mattina Susi si è offerta di accompagnarmi in spiaggia.

"Alle 7 vengo a prenderti"

"Grazie Susi, possiamo fare anche alle 8 volendo"

"No, no, vengo alle sette che l'acqua ha la temperatura giusta e poi c'è poca gente, alle 8 è già tardi!"

"Io non sono mai andata in spiaggia prima delle 10 del mattino, ti immagini alle 7. Comunque, se lo dici tu, va bene"

"Io solitamente alle 6 sono già a correre sul lungomare"

"Ma perché ti torturi così Susi? Ma non hai sonno?"

"Ma non è una tortura, è un piacere. Quando corro sono felice"

"Ho capito, ma ha un orario 'sta felicità? Se corri un po' più tardi cosa cambia?"

"Traffico, troppa gente, molto più caldo. La mattina presto invece è stupendo"

"Meno male che io devo solo camminare in acqua e non correrti dietro. Verrei col letto attaccato!"

"Dai pigrona, ci vediamo domani mattina!".

Ebbene sì, io lo dichiaro apertamente senza remore. Sono la capobanda della pigrizia. Sono abituata a fare tutte le cose con la mia calma, i miei tempi, che solitamente non prevedono levatacce. Mamma mi ha sempre detto che con me non ha mai perso una notte e che anzi, si alzava lei per vedere se respiravo. Ronfavo proprio!

Se deve esserci un passaggio di informazioni nel dna, questo è il messaggio giusto: nanna, dormire, riposare. Noi saremo la famiglia dei ghiri. Noi non perderemo notti. Messaggio ricevuto? Magari nei prossimi giorni glielo ripeto tipo mantra.

Tra una cosa e l'altra è già agosto. È sempre stato un mese bellissimo per me. Vivere in una città con le spiagge ti fa sembrare quasi ogni giorno in vacanza. Ho la fortuna di avere un appartamentino dove dal terrazzo vedo un po' di mare. La sera è bellissimo quando quella palla gigante gialla se ne va e il cielo diventa di tutti i colori.

Ricordo quando ero ragazza e con tutti i compagni di classe andavamo in spiaggia la sera. Pizza tagliata in sei pezzi, bibita. Mangiavamo e poi tutti in acqua a fare il bagno. Erano anni così spensierati e divertenti. Ora se mangio una pizza intera e poi corro in acqua mi ricoverano. Non sentivamo neanche il freddo. Almeno io non me lo ricordo. Ci mettevamo in cerchio e con le chitarre cantavamo.

A proposito di cantare e ballare. Ho visto che ci sono un sacco di donne Vip incinte. Allora c'è quella che ha postato il video mentre fa la ruota in vacanza al mare, l'altra che al Gran Galà della musica aveva un mega abito nero con fuori il pancione, una ballerina che ha fatto non so quanti giri mentre lui la teneva con un dito e la muoveva velocissima. Io ho solo video con piatti di tutti i tipi e brindisi (analcolici) con gli amici. Ognuno fa quello che può!

23

Un mondo!

Poco dopo aver raccontato in famiglia che aspettavo un bimbo, mi arriva Virgi a casa con un pacchettino.

Che bello, il mio primo regalo da futura mamma! Cosa sarà mai!

Tutta emozionata lo apro e tiro fuori un barattolo bianco con scritto "Bava di lumaca".

"Devi iniziare a spalmare il prodotto sulla pancia, ti aiuterà a prevenire le smagliature"

"Grazie Virgi. Non so che dire. Non ero preparata sull'argomento inestetismi della pelle. Ti ringrazio del pensiero, ne farò buon uso".

"Tu abbonda che non si sa mai"

E così da un paio di mesi metto questa bava di lumaca sia sulla pancia che anche in viso. Lo so che non mi dovrebbero venire le smagliature sulle guance, ma avevo visto un video tempo fa dove una signora si metteva direttamente la lumaca in faccia e la pelle dopo era tirata come una fionda.

Stamattina dopo la doccia, mi ricordo che ho finito la crema. Uffa!

Vabbè dai, poco male, mi vesto e vado in farmacia a vedere cosa trovo.

C'è un po' di gente, prendo il numerino e aspetto il mio turno.

"Buongiorno Dottoressa, volevo un consiglio per un crema antismagliature. Ho finito la bava di lumaca"

"Buongiorno a lei, allora, la bava di lumaca va bene per i primi mesi appunto quando la pancia è ancora nelle sue dimensioni naturali. Ora per i prossimi mesi le propongo delle novità che sono veramente valide:

l'olio-biosan, è veramente un prodotto eccezionale, ha anche un buon profumo di vaniglia. Non unge ma protegge la pelle. Ha un certo costo ma la qualità è ben ripagata.

La crema Panciolina Rassodante invece, è un altro prodotto che vendiamo molto, è emolliente ed idratante. Inodore per chi preferisce non avere troppi stimoli olfattivi. Il prezzo è sicuramente minore rispetto all'olio di prima.

La crema all'amido di riso è rigenerante, contiene acido ialuronico. Assorbe ad esempio il sudore, con questo caldo potrebbe essere un aiuto. È molto usata anche per i neonati.

L'olio di mandorle è un prodotto naturale al 100%, è ricco di vitamine E e B. si applica sulla pelle umida, subito dopo la doccia. Ovviamente non bisogna essere allergiche alla frutta secca.

L'olio di cocco anche lui fa molto bene alla pelle perché ricco di acido ialuronico, uno dei componenti fondamentale del tessuto connettivo dell'essere umano. Estremamente idratante e fresco.

Poi abbiamo questa crema elasticizzante antismagliature che facciamo noi nel nostro laboratorio. Ha dentro anche oli essenziali e si può decidere la profumazione desiderata.

Ultimo ma non meno efficace è la crema al burro di karité indicata per pelli molto sensibili e per questo estremamente nutriente"

"Accidenti, non immaginavo ci fosse una così vasta scelta. Alla seconda crema ho già perso per strada i poteri nutritivi e le caratteristiche. Posso avere un attimo che guardo con calma e capisco quale potrebbe essere la crema giusta per me?"

"Ma certo, guardi, i prodotti sono tutti qui, si prenda il suo tempo e poi quando ha deciso oppure se ha bisogno di altre delucidazioni mi chiami pure senza problemi"

"Perfetto, la ringrazio molto"

Ho davanti sette flaconcini vari e onestamente non mi ricordo nulla di quello che mi ha detto. Parto dal presupposto che in teoria tutti vanno bene visto che sono specifici per il mio caso.

Scarterei l'olio di cocco e di mandorle perché, secondo me, ci stanno un po' ad assorbire e la mattina quando mi devo preparare per andare a lavorare ho una certa fretta.

Le creme all'amido di riso e di Karité non mi ispirano molto; invece, a pensarci bene sono interessata alla crema che propongono loro. Il fatto di poterla personalizzare mi stimola. Potrei provare quella, magari prendo la dose minima e poi vedo. Sì dai, ho deciso!

Faccio cenno alla dottoressa di aver scelto. Mi chiede che essenza preferisco. Me ne fa sentire un paio e devo dire che quella alla magnolia è buonissima.

"Allora il prodotto lo potrà ritirare entro stasera, o domani come desidera. Serve altro?"

"No, no credo"

"Ha già i prodotti per la cura dei capezzoli?"

La guardo come se avesse parlato un'altra lingua.

"Come scusi? Credo di non aver capito!"

"Visto che sta acquistando la crema per la pancia, le chiedevo se fosse a posto anche con i prodotti per i capezzoli. In questi mesi potrebbero diventar secchi e stressati quindi bisogno curarli"

"Io lo giuro che non avrei mai immaginato che in gravidanza i miei capezzoli si stressassero"

"Ma certo, loro saranno fondamentali quando partorirà. Bisogna aiutarli ad arrivare a quel momento in forma perfetta"

"Capezzoli stressati…. Quindi cosa mi consiglia?"

"Anche in questo caso ci sono molte creme fatte esclusivamente per loro. Ad esempio, la crema SoftBi serve per ammorbidirli, mentre la Top3 per rinforzarli. Poi abbiamo la linea Cure per proteggerli e il balsamo all'avocado per le screpolature, quello alla calendula per i capezzoli irritabili e all'olio di oliva per dargli elasticità.

Poi, quando inizierà ad allattare, abbiamo tutta l'altra linea per aiutare il capezzolo contro la formazione di ragadi, i paracapezzoli e molto altro, ma magari di quello ne parleremo più avanti"

"Ecco, io la ringrazio. A questo punto mi serve di nuovo un momento per capire cosa potrebbe andarmi bene. Questa cosa dei capezzoli mi ha disorientata. Non si finisce mai di imparare!"

"Certo si figuri. Ha tutto qui, guardi con calma e poi mi chiami"

Questa cosa sta diventando più complicata del previsto. Mi sento quasi sotto esame.

Ripasso con calma i vari prodotti, il problema è che veramente sto giro non ho idea dello stato dei miei capezzoli. Sarete secchi? Buh, non mi pare. Irritati no, stressati… loro sono stressati, e io? Forse potrei prendere una crema per rinforzarli così arrivano al giorno dell'allattamento sani e turgidi! Potrebbe essere una buona idea.

"Guardi, ho pensato alla Top3 per rinforzarli che dice?"

"Sì, ottima scelta. Il prodotto è buono e sicuramente avrà un buon risultato. Senta invece per le parti intime le serve qualcosa di specifico?"

"No, lì sotto nessuno è stressato, arrossato, secco, screpolato, irritato. Non è in uso quindi è tranquillina. Direi tutto in regola"

La Dottoressa mi guarda sorridendo.

"Non volevo insinuare ci fossero problemi, ma si ricordi di usare un detergente con un buon ph. È importante"

"Ah, perfetto. Pensavo c'era una linea di prodotti per preparare la zona al parto. Mi stava già venendo un colpo"

"No, no tranquilla. Allora le segno queste due cose, giusto? Prende tutto ora o ritira stasera?"

"Passerò stasera, grazie. Buon lavoro"

24

Pensavo di essere una donna informata, con una buona cultura ed invece mi si aprono mondi in continuazione. La gravidanza veramente è un periodo di scoperta continua. È come una caccia al tesoro, passerai dei livelli, delle difficoltà, sarà un percorso lungo, ma alla fine dopo che avrai raccolto tutte le informazioni e ti sarai preparato per lo meno psicologicamente, arriverà il tesoro più prezioso.

Mi sto chiedendo come mai ad esempio alle superiori o forse già alle medie, visto l'emancipazione dei ragazzini di oggi, non fossero previste delle lezioni di educazione sessuale. Lo trovo un argomento importantissimo che non deve avere tabù. Non tutti in casa hanno qualcuno che ha voglia o sa spiegare bene l'argomento. Servono parole giuste e gli argomenti non devono creare imbarazzo ma consapevolezza. Le ragazze dovrebbero essere in grado di capire i segnali del loro corpo quando arriva il ciclo, ad esempio, e anche quando ovulano. I maschietti dovrebbero comprendere l'importanza di usare un contraccettivo, primo per tutelare sé stessi e la partner e poi perché a 16/17 anni rischiare di diventare genitori o decidere di abortire non è una faccenda semplice. Potrebbe segnarti per tutto il resto della vita, come anche prendere una brutta malattia.

Sì, è vero, ora c'è internet e sembra che qualsiasi cosa chiedi lì, avrai la risposta giusta. Ma vuoi mettere avere di fronte una classe, dove all'inizio saranno tutti intimiditi, ma se si crea una buona sintonia e si spiegano le cose come stanno, ci saranno domande, anche scomode, ma non stupide. Nessuna domanda è stupida e va contestualizzata e data una risposta. Ci sarà chi magari, in separata sede chiederà all'educatore delle delucidazioni. Le ragazze si confronteranno e i ragazzi capiranno che you porn è un altro discorso e che, se proprio vogliamo, prima di arrivare a fare i fenomeni bisogna conoscere bene bene il proprio corpo compreso il pene.

Non conosco nessuno che al primo rapporto completo ha fatto una prestazione da applauso. Anzi, solitamente c'è imbarazzo, si sbaglia di calcolare dov'è l'ingresso e molti maschietti per la troppa concentrazione ed eccitazione del momento, appena si avvicinano tempo un secondo hanno l'orgasmo, questo perché è una cosa più mentale che fisica.

Il punto è che, se nessuno te le dice queste cose, penserai di fare una figuraccia, di essere strano, sbagliato, ed invece bastava solo un po' di informazione. Stessa cosa per le femmine. Conosco donne che ancora adesso non hanno capito come raggiungere il piacere perché non conoscono il loro corpo. Non è una questione di punti G. Se una ragazza comprende sé stessa, si ascolta, si gratifica, avrà più facilità nel rapporto di coppia. La consapevolezza ti dà forza. Essere sicuri di sé non è una ma sono quattro marce in più.

Il corpo è nostro e per viverci bene dobbiamo conoscerlo. Non c'è alternativa. Anche perché, quando arriverà (per chi lo desidera) il momento della maternità, a molte certezze, verranno aggiunte altre che non potevi neanche immaginare.

La fatica di portare 10, 20 chili in più, tra l'altro, quasi tutti sulla pancia non è cosa da poco. Fai tre piani di scale in salita e poi ne riparliamo. E gli scalini che ad un certo punto non vedrai più perché sono coperti dal pancione? Un'altra cosa, puoi essere atletica quanto ti pare, prova con una borsa della spesa in mano a salire sul primo gradino (altissimo) del bus. Dura sarà! Perché sei sbilanciata e perché la pancia è ingombrante.

Sai la schiena in certi momenti che male fa, e dimenticati per un bel po' di dormire a pancia in giù e neanche a pancia in su. Ti girerai come una trottola da un fianco all'altro aiutandoti con un cuscino da mettere sotto il ginocchio della gamba che piegherai. Se non lo farai respirare diventerà faticoso, perché sarai tutta storta e poco comoda.

Educare alla conoscenza del proprio corpo decisamente dovrebbe essere materia scolastica, come educare alla gentilezza, alla solidarietà e al buonsenso.

25

Continuo a scrivere il diario con le misurazioni della pressione e la dieta alimentare che sto seguendo. Zero sale, pochi condimenti in generale, no dolci, no determinati frutti, no salumi, no formaggi. Praticamente mi restano quattro robe in croce. Riso, riso con pollo, riso con mandorle, pollo con mandorle, insalata, pomodori (non troppi mi fanno acidità), pesce, un caffè al giorno, acqua e non altre bibite perché sono tutte zuccherine, la sera mi concedo un po' di gelato bio al gusto yogurt (una tristezza ma meglio di niente), insomma, tre mesi così e andiamo in deperimento secondo me. Mai fatta una dieta così ristretta. Ad onor del vero non ho perso mezzo deca però la buona notizia è che non ho messo su nemmeno un chilo. La pressione è sempre alta ma con la medicina la tengo sotto controllo. Le gambe e i piedi sono oramai dei macigni che però tengo abbastanza a bada andando a camminare la sera in spiaggia.

Di giorno è difficile, anche perché lavorando non posso pensare di alzarmi alle 6 andare a camminare in spiaggia, tornare a casa lavarmi dalla salsedine e andare otto ore in ufficio. L'ho fatto una volta per provare e poi ero fulminata tutto il giorno.

Un buon compromesso è l'inverso. Mi alzo con calma, mi preparo, vado al lavoro. Quando finisco torno a casa mi rilasso un attimo e verso le sette di sera quando tutti tornano dal mare io vado a mettere i miei piedoni in acqua e a camminare su e giù un'oretta. Alcune volte mi porto la cena a sacco e seduta con i piedi a mollo, mangio il mio riso.

Una sera, mentre stavo raccogliendo le mie cose dal lungomare vedo una figura che mi sembrava di conoscere. Spingeva un passeggino e la vedevo sorridermi.

"Ciao Giuli"

"Oh, mamma mia, ciao Francesca, come stai?"

"Tutto bene, grazie. Mi sono ripresa"

"Mi fa piacere vederti. Quel giorno all'ospedale mi hai fatto prendere un colpo. Devo dire che effettivamente hai un altro colorito"

"Sì, guarda dopo tre giorni ci hanno dimesse. Nel frattempo, Ginevra ha iniziato a ciucciare il latte quindi dai, anche se stancante è andato tutto bene. Devo dire che la piccolina qui è brava, l'ultima poppata la fa a mezzanotte e fino alle sei del mattino dorme tranquilla. Io non sono mai stata una dormigliona quindi queste ore sono un buon compromesso per il nostro equilibrio mamma e figlia"

"sono contenta per voi. Che bello vedervi. Vieni spesso qui?"

"Ma guarda, oggi mio marito rientra un po' più tardi perché è fuori sede per lavoro; quindi, ho pensato di fare due passi. Quest'ora qui è molto piacevole e poi è più semplice trovare parcheggio"

"Vero, sì. Io cerco di venire ogni sera per aiutare queste mie gambe a sgonfiarsi un pochino. Per ora non vedo grossi risultati ma continuo almeno finché c'è questo caldo"

"Hai ragione, ma non ti preoccupare. Una volta partorito il tuo corpo, nei tempi giusti, riprenderà le sue misure e i suoi valori. La gravidanza è stravolgente. Poche sono le fortunate che non hanno problemi dovute ai nove mesi e al parto"

"Questa cosa mi consola, è molto difficile mantenere il perfetto controllo di tutto. Però dai, non mi voglio lamentare. Mancano ancora un po' di mesi, cerco di stare bene e di godere di queste serate"

"Allora stammi bene Giuli, in bocca al lupo per tutto"

"Grazie Francesca, buona camminata e magari ci si rivede qui".

Devo dire che incontrarla è stato un tocca sana. L'avevo lasciata nella stanza dell'ospedale che era uno straccio. Ancora non aveva latte e a mala pena stava in piedi. Quanta paura avevo preso la prima volta che l'avevo vista. Non dimenticherò mai quella scena e quell'odore così forte di sangue.

Vederla ora con un bel vestitino, la bimba nel passeggino, tutte tranquille mi ha sorriso il cuore. Veramente noi donne siamo una macchina da combattimento. Ci disintegrano fino al midollo ma porca miseria ci rialziamo e continuiamo come nulla fosse. Abbiamo una capacità di recupero sorprendente, anche perché abbiamo una missione, dobbiamo iniziare in nostro percorso di mamme e non possiamo perderci un secondo di vita.

Poche settimane fa questa donna era senza forze ed ora era qui, davanti a me con la sua bimba.

Che storia meravigliosa è la vita.

26

Al corso preparto oggi, mi hanno fatto sedere su una palla gigante morbida. Gambe larghe, piedi ben piantati per terra, dovevamo fare come dei cerchi con il bacino. Era divertente. Pare che questo movimento potrà servirci durante il travaglio. Ci spiegano che le contrazioni arriveranno proprio dalla zona bassa della schiena e muoversi con moto circolatorio ci aiuterà a gestirle e a calcolare la durata tra una contrazione e l'altra.

È bene sapere le tempistiche perché più vicine saranno più il corpo lavorerà per fare uscire il bimbo. Ad un certo punto potrà accadere che sembreranno attaccate ed intense, quello sarà il momento di spingere forte.

"Ma se non capisco esattamente qual è il momento giusto di spingere come faccio?"

"Intanto non preoccuparti perché sicuramente avrai un monitoraggio attaccato che segnalerà ogni movimento, in più sarà proprio il tuo corpo a lavorare per incanalare il bimbo e farlo uscire. Vedrai che non sbaglierai il momento"

"Ma cosa vuol dire esattamente spingere, non riesco a capire"

"Hai presente quando hai tanto mal di pancia e il tuo corpo ti fa capire che devi andare in bagno e comprimere l'addome per liberarti? Esattamente quello"

"Ma se sono a casa ed iniziano le contrazioni, dopo quanti minuti di distanza tra una e l'altra devo andare in ospedale?"

"Questa domanda è molto personale perché le contrazioni iniziali servono al corpo per dilatare l'uscita. Certe donne si dilatano con poche contrazioni altre ci mettono più tempo. Se è vero che a casa vi sentite più a vostro agio e preferite rimanerci il più possibile, vi invito a considerare anche quanta distanza c'è da casa vostra all'ospedale e soprattutto ricordate che in sala parto avrete dei professionisti che potranno aiutarvi in qualsiasi momento, non sarete mai sole e i vostri mariti o compagni potranno starvi vicino. Li abbiamo preparati a posta no?"

"A proposito, oltre al parto, vi devo preparare a degli esercizi che subito dopo vi serviranno tantissimo. Vi ricordate della ginnastica vaginale? Ora vi spiego tutto, è molto semplice!

Bisogna stringere e allentare i muscoli della vagina per tot secondi. Questo è un esercizio da fare più volte al giorno per un paio di minuti. Se vi dimenticate di farlo c'è un trucco per ricordarselo. Quando siete in macchina e prendete un semaforo rosso, quello è il momento giusto per fare ginnastica vaginale. Quando arriva il verde smettete. Non avete idea di quante donne al volante mentre guidano fanno ginnastica. Funziona credetemi, ed è importantissima"

"Solo noi donne riusciamo a fare più cose contemporaneamente, l'ho sempre detto a mio marito. Aspettate che gli racconto cosa farò al semaforo…"

"Giù tutte a ridere!"

Il gruppo preparto era oramai consolidato e non avevamo timore di chiedere qualsiasi cosa. C'erano delle future mamme che erano in scadenza e questa cosa elettrizzava tutte le altre. Finalmente avremmo avuto racconti diretti, sul campo, anche se io ne avevo già vissuta una bella tosta. Per non spaventare nessuna di loro non avevo raccontato nulla. Speravo che le prossime a partorire, riuscissero a farlo senza sembrare dei cadaveri su un lettino. Puntavo su di loro. Avevo bisogno di altre testimonianze, leggermente meno traumatizzanti.

Tra settembre e novembre tutte noi saremmo diventate mamme. Io ero una delle ultime della lista. Non posso dire che eravamo amiche, ma sicuramente avevamo fatto un piccolo percorso di strada assieme. Una strada sconosciuta a tutte.

Devo dire che poi la forchetta di età in questo corso era bella ampia. La più giovane era una ragazza di 22 anni e la più grande una donna che ne avrebbe compiuti 50 a breve. Non era la prima gravidanza. Tutte erano andate male. Questa era l'ultima volta, neanche si aspettava di riuscire a rimanere di nuovo incinta. Aveva stressato molto il suo corpo e anche a livello psicologico ogni volta era stata una batosta, ma di nuovo la vita ti mette davanti a delle situazioni incredibili. Quando pensavano di arrendersi, tutto ha preso vita e tra meno di due settimane finalmente il loro sogno di diventare genitori si sarebbe avverato.

Io non me la sento di giudicare nessuno. Veramente non possiamo sapere cosa una donna ha dovuto passare, quale è il suo percorso e cosa accadrà. Io quando vado al corso preparto vedo delle donne sorridenti, con una panciotta bella rotonda e con tante aspettative. Tutto il resto sono preconcetti e idee che non mi riguardano. Che poi, proprio io, con la scelta che ho fatto non mi avanza di guardare cosa accade in casa d'altri.

27

Settembre è il mese del compleanno.

Nonno Gianni quest'anno ne brucia 85 di candeline ed io, come sempre, sono quella che, cascasse il mondo, il compleanno si festeggia e si brinda alla vita.

Noi siamo gente semplice e la cosa più importante non è dove ma chi è presente. Oramai, non è il caso di far spignattare nonna per tutti e quindi, pizzata! Che non è mai sbagliato.

Non il sabato o un giorno qualunque. Io proprio il suo giorno prenoto da "La vera pizza".

Hanno un bellissimo giardino e fanno delle squisitezze che solo a pensarci ordinerei tutti i gusti.

Sono stati gentili, abbiamo ordinato da loro anche una super torta. A nonno piacciono le crostate alla frutta. Che festa di compleanno è senza la torta. Non sia mai!

Che bella la tavolata grande con nonno capo tavola. Lo guardo innamorata. Lui è il nostro centro. Il perno che tiene in equilibrio tutta la famiglia.

"Nonno che fai dopo? Vai a ballare?"

"Sì, sì, come no"

Siamo un fiume di parole, tutti hanno qualcosa da raccontare. Abbiamo preparato una sorpresa.

"Senti nonno, a 85 anni possiamo dire che di regali ne hai ricevuti e per non essere banali, abbiamo pensato ad una cosa diversa. Ecco qui".

Mi avvicino a lui e gli consegno una busta grande. C'è un mega biglietto con su la prenotazione per una gita per due persone questo fine settimana.

"Tu e nonna, prenderete la motonave e andrete una giornata a fare un giro sulle coste qui attorno. Avete il pranzo pagato in un ristorantino sul mare, potrete fare il bagno o una passeggiata e alla sera vi riportano indietro"

"Grazie a tutti. Sono commosso. A parte il fatto che ci devo andare con nonna, per il resto è una bellissima sorpresa! Dai scherzo. Non arrabbiarti eh!"

"Volevo dire un'altra cosa però. Come avete appunto già detto anche voi, a 85 anni posso dire di aver ricevuto molto, dalla vita e da voi e adesso è il momento che sia io a lasciare a voi qualcosa"

Rimaniamo tutti con un punto di domanda gigante sulla faccia.

Nonno prende una sacca e tira fuori delle buste. Ognuna ha un nome sopra. Facendo il giro del tavolo le consegna a tutti noi, accompagnandole prima con un abbraccio forte e sincero.

Apro la mia busta e dentro c'è una foto mia con nonno. Sotto una frase:

"Alla mia Giuli, donna sensibile, forte. Sono fiero di te!"

Inizio a piangere. Alzo a testa e la tavola è diventata una valle di lacrime. Siamo alla disperazione totale.

La gente attorno inizia a preoccuparsi. Questi sono tutti matti, penseranno!

Ma non sono lacrime di dispiacere. Sono gioia pura. Sentimento vivo!

Devo immortalare questo momento. Inizio a fare foto e continuo finché non si passa dalle lacrime alla torta.

Che uomo straordinario abbiamo noi in famiglia! Che sensibilità bellissima e che dono speciale ha fatto a tutti noi.

Sono proprio felice.

Siamo felici e questa è la magia di nonno Gianni.

Ogni momento è quello giusto!

Adesso sono ufficialmente in maternità. In teoria manca un mese, ma come mi continuano a ripetere tutti, potrebbe accadere da un momento all'altro.

Mi sento come una bomba ad orologeria solo che non ho il timer.

Devo dire che arrivata a questo punto sono molto stanca fisicamente.

La pancia è cresciuta ancora un po' ma i chili per fortuna sono rimasti quelli; quindi, spero di aver perso centimetri da un'altra parte.

Ho dovuto acquistare dei vestiti nuovi perché il clima è cambiato abbastanza repentinamente. Ho preso pantaloni comodi, niente di che. Per ora resisto con le infradito, ma mi sa che tra poco dovrò trovare un sistema per mettermi le calze da sola senza andare in apnea.

Del corso preparto quasi tutte sono diventate mamme. Ho saputo che è andato tutto bene ma che non è stata una passeggiatina.

Provo un misto di paura e voglia di partorire.

Oramai devo dormire praticamente seduta perché distesa sto scomoda e non trovo la posizione. Fare anche ogni piccola cosa è stancante.

Nella pancia mi sembra di avere una ballerina che a momenti spinge tutto da una parte e subito dopo tutto dall'altra.

Ieri pomeriggio stavo tentando di lavare due piatti senza bagnare mezza cucina. Avrei avuto bisogno di braccia mezzo metro più lunghe per fare bene le faccende. Ad un dato momento la pancia mi si è spostata tutto a destra e visto che non sono mancina mi è scivolato un bicchiere e l'ho rotto. Per fortuna non è caduto a terra altrimenti tirare su i pezzi sarebbe stata un'avventura tipo giochi senza frontiere.

Inizio a pensare che la maternità sia un percorso quasi più psicologico. Sì, certamente c'è un cambiamento fisico importante ed evidente, ma forse la parte più difficile da mantenere lucida è la mente.

Quando la notte non riposi più bene, la giornata la vivi con estrema fatica. Le ore passano lente e mi sembra di vivere con il freno a mano tirato.

Non sono di malumore, non dico questo! Ma è come se avessi accumulato una stanchezza che per sfinimento mi porterà al giorno del parto e mi farà pensare:

“succeda quel che deve succedere ma fatemi partorire perché non ce la faccio più!”.

Inizio ad essere impaziente ed ho anche paura che la pancia diventi ancora più gigante. Sappiamo esattamente quanto grande può diventare una creatura per passare da laggiù? Non vorrei creare un precedente.

Domani ho di nuovo i soliti esami all’ospedale. La mia cartella è piena di informazioni, foto di ecografie (che guardo in continuazione). Siamo monitorati, misurati, pesati, sappiamo la lunghezza del femore, la circonferenza cranica, manca solo vederti dal vivo.

Per fortuna le visite sono andate tutte bene, i valori sono stabili, la pressione oramai lo sappiamo e ci conviviamo. Sono pronta!

Anzi, per la verità devo preparare tutto e non è stata una buona mossa aspettare l’ultimo secondo.

Come sempre nella mia vita, arrivano in soccorso le mie ragazze.

Ero a casa e mi suona la campanella. Sento un trambusto tra ascensore e scale.

“Che succede?”

“Siamo noi, tranquilla. Un attimo e arriviamo”

Si presentano con uno scatolone enorme.

“Ciao Giuli, ce l’hai un cacciavite e una brugola?”

“Sì dovrei, da qualche parte”

"Bene, apri questo e poi inizia a cercare!"

Che matte, mi hanno comperato il lettino con la culletta che si attacca alle sponde. Sono senza parole. Non so come ringraziare queste tre amiche così speciali per me.

"Vi voglio bene ragazze. Veramente siete uniche"

"Bando alle ciance qui, abbiamo un lavoro da svolgere. Dobbiamo montare tutto, ora!"

"Ma sicure di saperlo fare?"

"E che ci vuole? Ci sono le istruzioni. In quattro teste combineremo qualcosa, no? Inizia a leggere Giuli. Vai"

Tre ore per montare un lettino devo dire che non è male. Ridevo talmente tanto perché non capivamo un tubo che tutto il tempo dovevo correre a fare pipì. È stata un'impresa titanica ma alla fine, eccolo lì, il nido è pronto.

Non mi sembra siano avanzate viti o altro vero? Non vorrei sistemare la creatura e vedere tutto crollare rovinosamente.

"Tranquilla Giuli, è tutto stretto bene e fissato"

"Grazie Susi e grazie anche a voi ragazze. Siete troppo mitiche".

Adesso, quando entro in camera nell'angolo vicino alla finestra, quello più bello dove entra una meravigliosa luce, prima c'era una libreria, ora ci sarai tu, con le tue cose, il tuo posto sarà lì.

Nei giorni a seguire c'è stato tutto un fermento.

Io e mamma siamo andate a vedere il passeggino con l'ovetto. Ne ho trovato uno carinissimo, rosso, pratico da maneggiare con, per fortuna, un prezzo umano. Abbiamo caricato tutto in macchina. Il giorno che dovrò usare l'ovetto dovrò portarmi dietro le istruzioni perché già non mi ricordo più tutti i passaggi della cintura di sicurezza. Porca miseria.

Sono arrivate le zie e nonna, mi hanno portato una borsa di pannolini minuscoli, salviettine detergenti, dei piccoli body e un peluche che, se tiri una cordicina suona una melodia dolcissima.

Abbiamo preso un caffè qui da me e non ho nascosto di iniziare ad essere in ansia.

"Incomincia a preparare una borsa con il necessario Giuli. Ogni istante potrebbe essere quello giusto. Hai ancora la pancia alta ma oramai ci sei"

Nonna aveva partorito tre figlie, sicuramente aveva più esperienza di me a riguardo.

In uno stato di confusione mentale e fisica mi stavo avvicinando al traguardo. Io ero cambiata, completamente trasformata fuori ma soprattutto dentro. La mia casa era cambiata. C'erano cose nuove che sapevano già di te.

La mia testa era cambiata. Amavo sconsideratamente qualcuno che ancora non conoscevo. Non sapevo il nome esatto. Ne avevo pronti due ovviamente. Ma non sapevo quale dei due avrei usato. Mancava poco ma esattamente non avevo la percezione di quando ti avrei visto.

Stavo attenta ad ogni movimento del mio corpo. Avevo paura di non capire, di non accorgermi, finché una mattina mi svegliai strana.

Non avevo voglia del solito cappuccino e la spremuta mi sembrava disgustosa. Avevo le braccia con la pelle d'oca. Andai a fare una doccia calda per rilassarmi. Rimasi lì sotto finché le mani mi si raggrinzirono.

Mi asciugai piano, usai tutte le mie creme che ovviamente miracoli non fanno quindi qualche smagliatura era apparsa lo stesso.

Decisi di rimettermi il pigiama per provare a riposare ancora un po' ma in quel momento, persi le acque.

Panico!

Via il pigiama bagnato, via di nuovo in doccia. E adesso?

Dovevo ragionare per bene e soprattutto non agitarmi.

Chiamai mamma e scrissi alle ragazze.

Mamma chiamò le sue sorelle, la zia chiamò Virgi, insomma nel giro di mezz'ora avevo una folla sotto casa. Tipo cerimonia nuziale, arrivammo in ospedale.

Non ricordo di aver chiuso a chiave la porta di casa. Spero nel buon senso di qualcuno. La borsa, è stata presa la borsa? Non capivo nulla ero in agitazione completa.

Lasciai tutti all'entrata ed assieme ad un'infermiera andai in reparto, mi fecero una visita.

"Buongiorno Giuli, allora siamo nella prima fase, la sua dilatazione è di tre centimetri, quindi, non è ancora il momento di andare in sala parto. La accompagneranno in una stanza. Più tardi faremo un'altra visita"

"Va bene, grazie"

Prendo posto nella stanza numero 5. Il letto accanto è vuoto e di questo sono contenta. Sono concentrata su me stessa e non so se sarei tanto di compagnia.

Chiedo se possono far salire mamma e gli altri. Mi dicono che non è orario di visita. Vorrei almeno le mie cose.

Mi fanno avere la borsa. Come premeditato da mesi sono arrivata in ospedale in tuta, giubbotto e scarpe da ginnastica divelte. Non vedevo l'ora di togliermele.

Inizio a sentire dei dolorini dietro alla schiena. Non sono forti ma capisco che qualcosa sta lavorando da quelle parti.

Non riesco a stare a letto, devo camminare su e giù. Ho molto caldo ma con i sudori freddi. Il corpo è in tensione totale.

Non so quanto tempo è passato da quando sono arrivata e non so quanti passi ho fatto su e giù, so solo che il dolore è aumentato.

Finalmente arriva un'ostetrica.

"Come va Giuli? È cambiato qualcosa da prima?"

“Sì, ho più dolore”

“Ma anche più spesso o è aumentato solo il dolore?”

“No, più spesso no, ma più male sì”

“Bene, lascia che ti visito. Se vuoi stare in piedi per me è uguale”

“Sì grazie”

Come si fa a sapere di quanto si è dilatata la cervice? Semplicemente con le dita. L’ostetrica visita manualmente e con le sue dita è in grado di capire di quanti centimetri stiamo parlando.

“Bene Giuli, sei a metà strada. Siamo a cinque centimetri, bisogna arrivare a dieci. Tra un po’ ci spostiamo in sala parto va bene?”

“Va bene grazie. Ma, il dolore è questo o aumenterà?”

“Giuli, queste erano le contrazioni che preparano al parto, una volta dilatata ci saranno le contrazioni per la spinta. Un passo alla volta. Forza”

A me sembrano già belle dolorose queste. Speriamo che il mio corpo si limiti a questo tipo di contrazioni. Se resta così ce la faccio dai!

Mi accompagnano in sala parto. Ci vado a piedi, con calma. Non ne avevo mai vista una. C’è una cavalchina ovviamente, una palla di quelle grandi che avevo usato al corso preparto, una sedia e la macchina del monitoraggio che l’infermiera mi attacca alla pancia. Riesco a camminare lo stesso, ho meno margine ma non sono bloccata a letto almeno.

Ad un certo punto sento un dolore molto più forte, mai provato fino ad ora. Resto senza fiato. Nella sala è entrata anche Virgi, non me ne ero neanche accorta.

Con una smorfia di dolore la guardo.

"Virgi, fa malissimo, non so se ce la farò!"

"Ma certo che ce la fai Giuli, tranquilla ci sono qui io con te"

Sento talmente male che le sue parole sono come ovatta. Ho paura che se mi fermo proverò più dolore quindi cammino su e giù come una posseduta.

Arriva un'altra contrazione talmente forte che mi viene uno sforzo di vomito. Gli occhi per reazione si riempiono di lacrime. Non ho il controllo del mio corpo. Sono molto spaventata.

Tutto ad un certo punto si fa più acuto. Il dolore, oltre a continuare ad aumentare, è più ravvicinato.

È una tortura. Non so da che parte voltarmi. Vorrei piangere ma non ho lacrime.

"Per favore, posso avere l'epidurale. Non riesco più a sopportare questo dolore, non ce la faccio"

"Aspetta che ti visito Giuli. Sei di nove centimetri, oramai è quasi fatta. Non posso farti l'epidurale ora, resta concentrata. Vuoi che ti accompagno sotto la doccia calda?"

"Non voglio la doccia calda, voglio l'epidurale. Non riesco neanche a respirare quando arriva la contrazione, dovete aiutarmi, vi prego"

"Giuli ascoltami, io adesso resto qui con te e si partorisce va bene?"

"No, cioè sì, ma non so se ci riesco"

"Certo che ci riesci, ora lo facciamo"

Fino a questo momento, il dolore non era nulla in confronto. Da lì a breve il canale si era dilatato completamente ed ora erano iniziate le contrazioni che dovevano permette l'uscita della creatura.

Il dolore era come se qualcuno prendesse le mie ossa e me le spaccasse in due. Era talmente alta la soglia che neanche svenire era possibile.

Ogni nervo, ogni muscolo del corpo era in allerta per l'arrivo delle contrazioni.

"Giuli, adesso devi concentrarti veramente, quando ti dico di spingere, devi farlo, va bene?"

Ero in piedi, appoggiata in avanti con i gomiti alla cavalchina. Le gambe divaricate. L'ostetrica era seduta a terra su un telo verde, quello che avevo già visto con Francesca.

Virgi era ancora in sala parto, in un angolo. Non diceva nulla ma sapevo che soffriva con me.

"Spingiiiii!"

"AAAAAAAAAAAhhhhhh" credevo di morire di dolore, non riuscivo più a fare nulla, a pensare, ad ascoltare, ero completamente distrutta.

"Giuli dai, credimi, la prossima devi spingere con tutte le tue forze, va bene?"

Non avevo neanche fiato per rispondere.

"Spingiiiiiiiiii!"

Questa volta sentii una pressione fortissima verso il basso, usai tutta la forza che avevo. Non so se anche urlai perché mi fischiavano le orecchie.

Un dolore inumano, una sensazione strana di vuoto. Sentii un liquido caldo sulle gambe, lacrime che rigavano le mie guance e poi, un vagito.

"Congratulazione Giuli, sei diventata mamma!"

Ringraziamenti

Grazie ad Andrea, per la tua pazienza infinita e la tua bontà contagiosa. Grazie per essere quell'uomo che fa la differenza. Ti amo molto.

Grazie a mia mamma Patty, lavoratrice instancabile, persona concreta e corretta. Grazie per avermi fatto anche da papà. Sei un esempio. Ti voglio molto bene.

Grazie a Vale Chris e Sofia, siete la famiglia che avrei voluto avere. Vi adoro ragazzi.

Grazie a Lucia e Claudio, colonne importanti della mia vita.

Grazie a Marty per essere quell'amica che mi fa tornare semplicemente Annalisa.

Grazie a mia cugina Sandra, la mia ancora. Non sai quanto sei importante per me.

Infine, un grazie lassù a Maury, non sai quanto manchi, testone che non eri altro.